U0271852

常见传染病中西医防治手册

主编 齐昌菊 李 萍

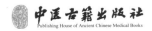

中医古籍出版社
Publishing House of Ancient Chinese Medical Books

图书在版编目(CIP)数据

常见传染病中西医防治手册 / 齐昌菊等主编 . –– 北京：中医古籍出版社，2018.2
ISBN 978–7–5152–1488–7

Ⅰ.①常… Ⅱ.①齐… Ⅲ.①传染病 – 中西医结合疗法 – 手册 Ⅳ.①R51–62

中国版本图书馆 CIP 数据核字 (2017) 第 142849 号

常见传染病中西医防治手册

齐昌菊 李 萍 主编
余小平 浦良发 潘云鹤 卫新国 审稿

责任编辑 贾萧荣
封面设计 昂悦设计
漫画作者 阎谊 李琦
出版发行 中医古籍出版社
社 址 北京东直门内南小街 16 号(100700)
印 刷 廊坊市三友印务装订有限公司
开 本 787mm×1092mm 1/12
印 张 11.5
字 数 260 千字
版 次 2018 年 2 月第 1 版 2018 年 2 月第 1 次印刷
印 数 0001~5000 册
书 号 ISBN 978-7-5152-1488-7
定 价 40.00 元

编 委 会

前　言

　　近年来中医药在应对"非典""禽流感"等突发传染病事件中发挥了巨大的作用。国家中医药管理局总结中医药治疗 SARS 经验时指出，中医药治疗具有缩短平均发热时间、改善全身中毒症状、促进肺部炎症吸收、降低重症患者病死率、改善免疫功能、减少激素用量、减轻副作用等优点。中医药对 SARS 的治疗作用也引起了国际社会的重视，美国卫生部门认为，中国之所以能迅速有效地控制 SARS 疫情，中医药发挥了相当重要的作用，未来一旦纽约或美国爆发 SARS 疫情，中医药的防治经验值得借鉴。

　　中医药防治传染病是公共卫生领域的一个重要组成部分，具有通过整体调节，提高人体综合免疫能力，即提高人体的抗病能力，达到抑制病毒的目的。　中医学以辨证论治为核心的个体化诊疗模式、强调"治未病"的诊疗思想，以及"天人相应""形神统一""阴平阳秘"等理论，有效地指导着传染性疾病的防治。

　　为了方便广大患者和基层中医从业人员了解中医药防治传染病的相关知识，我们精心编写了《常见传染病中西医防治手册》一书，本书选取了常见、多发的传染性疾病，列举了有关中医疗法，并配以浅显易懂的文字、生动形象的图片，向读者介绍和展示了每种疗法针对某一传染疾病的实际诊疗过程，实用性强，适用面广，可以说是科学普及中医药防治传染病知识的贴心之选。希望本书的问世，能给广大读者带来帮助。

目　录

中医药对传染病的认识

传染病，是指由某种特殊病原体（如病毒、细菌等）引起且具有传染性的一类疾病。历史上，由于瘟疫等传染病的不断发生和流行，中医学在反复医疗实践和学术争鸣中不断认识其病源。

"瘟疫"与"伤寒""温病"同是外感病,发病与"时行不正之气"及人体正气强弱有关。

认为瘟疫的病源异于伤寒、温病，为另一类特殊病源"异气""病气""尸气"。

认为瘟疫为特殊病源体，传入人体主要的门户是口鼻，并特异性侵入有关组织器官。《寓意草》："四时有不正之气，感之而致病者，初不名为疫也，因病致死，病气、尸气，混合不正之气，斯为疫矣。一室连床，沿门阖境，共酿之气，尸虫载道，必然之势"，指出瘟疫流行条件。《医学心悟 · 论疫》："时疫之症，来路两条 …… 有在天者，有在人者 …… 非其时而有其气，自人受之 …… 或为大头天行之类，斯在天之疫也；若夫一人之病，染及一室，一室之病，染及一乡，一乡之病，染及合邑，此乃病气、秽气相传染，其气息俱从口鼻而入 …… 乃在人之疫以气相感，与天无涉"，指出瘟疫有其特殊病源和传播途径。

中医药防治传染病的历史意义与巨大贡献

中医药是植根于中华民族优秀传统文化，并以此为理论指导形成的具有中国特色的防病治病、养生保健体系，是中华民族在与疾病长期斗争的实践中总结出的医学科学。两千多年来，中医药的理论体系一直在不断地完善和发展着，为中华民族的健康和繁衍昌盛做出了不朽的贡献，表现出了强大的生命力和融合力，是中华民族优秀文化的代表。中医药理论认为，

传染病的发生是由气候环境因素、人体内在因素和戾气、时行之气共同作用的结果。长久以来，中医在防治"瘟疫"方面积累了大量丰富的经验。

首先，东汉末年张仲景"勤求古训，博采众方"著述了《伤寒杂病论》，建立了理、法、方、药的理论体系，奠定了中医临床实践的基础，成为方书之祖。他创立的"六经辨证"体系和方证体系，成为防治外感疾病的经典之作，有效地防治了伤寒类疾病的传播。

时至今日仍能有效地指导临床实践，在防治传染病中功不可没。到明崇祯年间，瘟疫接连爆发，吴又可在总结临证经验后写成《瘟疫论》，提出辨证与专病专方治疗相结合，根据疫病发病特点即某一疫病皆有相同症状，因此要求治疗的针对性，要重视专病专方。他深刻指出："一病只有一药之到病已，不烦君臣佐使品位加减之劳矣"，丰富了我国对传染病防治的认识。到清代，叶天士对温病有重大的创见，主要思想和经验反映在《温热论》和《临证指南医案》中。吴鞠通进一步发展叶天士的学术，著成《温病条辨》，确立了温病学，并使温病学自成体系。他还整理了叶天士很多临床处方使其成为名方，使温病的方药得以丰富。

另外，值得一提的是我国在很早以前就开始采取措施与天花作斗争。明《寓意草》（1643 年）记载"种痘医案数例"的"人工种痘"法；《张氏医通》（1695 年）载"种痘说"，有"痘衣法""痘浆法""旱苗法""水苗法"四法。现公认，这种人工种痘，启示了"牛痘"的发明和全球施用，使人类最终在 1977 年根除天花。相反，西方的传染病防治起步较晚，水平也较低。在西方有史料记载的历史里动辄死亡千万人波及整个大陆的传染病就有多次：从 1348 年到 1352 年，黑死病

把欧洲变成了死亡陷阱，断送了欧洲三分之一的人口；在 19 世纪末，又有大规模的鼠疫流行和流感爆发使得一千万以上的人口死亡；1918 到 1919 年西班牙爆发了由猪流感变异病毒引起的流感，随着第一次世界大战的参战士兵形成世界性蔓延，造成了估计 2200 万至 4400 万人口死亡。此外还有其他难以计数的传染病造成的人口大面积减员。所有这些当归因于没有建立像传统医药这样系统的医疗保护体制。直到其他学科发展起来，西方医学体系才逐渐建立起来。由此可见，我国中医药的发展对传染病防治的重大意义。

防疫措施

中医药历来重视对疾病的"预防为主"原则，主张未病先防。对传染病的具体防疫措施有：

对外感瘟疫病人，应早发现、早诊断、早治疗，提高疗效。

早期隔离病人。

对有疫病密切接触者，或病源携带者的发现、监测和管理。《治疫全书》："毋近病人床榻，染其秽污；毋凭死者尸棺，触臭恶；毋食病家时菜；毋拾死者衣物"。提出防疫隔离的具体要求。

对动物传染源的认识和措施。《金匮·禽兽鱼虫禁忌并治》："六畜自死，皆疫死，则有毒，不可食之""狸肉漏脯等毒，果子落地经宿，虫蚁食之者，人大忌食之"。指出病畜及被污染物品不能食用，重视食品卫生。

切断传播途径的措施。《本草纲目》对"天行瘟疫"主张"取初病人衣服，于甑上蒸过，则一家不染"。已采取蒸气高温方法灭菌防疫。

对易感人群的防疫措施。《景岳全书》："夏秋新凉之交，或疾风暴雨，或乍寒乍热之时，善养身者，外而衣被，内而口腹，宜增则增，宜节则节，略为加意"。重视个人防护，预防疾病。

预防接种的创始与应用。我国早已采取措施与天花作斗争，明《寓意草》（1643 年）记"种痘医案数例"的"人工种痘"法；《张氏医通》（1695 年）载"种痘说"；《种痘新书》（1741 年）已记"种痘八九千人"。现公认，这种人工种痘，虽在安全度上存在一定问题，但这一创举，启示了后人将它改造为"牛痘"接种法全球施用，人类终于在 1977 年根除天花。这也为人类提供了彻底根除某一种严重传染病的成功范例。

中医药治疗原则

针对瘟疫、伤寒、温病同是传染性热病理论，采取"辨证"施治方法。传染病的种类很多，但具有共同临床特点，即病原体在受传染的人体繁殖过程，从一个阶段进展到另一阶段呈规律性。每一个传染病从发生发展到痊愈，一般可以分潜伏期、前驱期、发病期、恢复期等几个阶段。中医学认为传染病的发生、发展，是外邪侵犯人体由体表入里，或由口鼻入内自上而下，由浅表深入内脏的病变过程。同样有相应"分期"和治疗方法。如：《伤寒论》将"外感热病"立"六经病脉证并治"六经辨证；《温热论》分"卫气营血"辨证；《温病条辨》划"上中下三焦辨证"。每个证期辨证都有其主因、主症、主方。三者分类辨证方法之间，存在着交叉联系。因而理、法、方、药相一致。如以传染病发病期中"稽留热"，中医六经辨证中属于"阳明病"、卫气营血辨证属"气分证"、三焦辨证属"中焦病证"，临床表现为"但热不寒"

"壮热""里实热证"。治疗法则宗《内经》"热者寒之"，选择白虎汤为主方进行治疗。至于传染病的发生与发展，常以不同类型出现，如轻型、重型、再感染、重复感染、再燃复发等等。在中医学里分别对应：合病、并病、顺传、逆传、食复、劳复等进行辨治。

针对瘟疫、伤寒、温病的病因微有不同，采取"辨病"和"特效"专病、专方、专药治疗。中医药在防治传染病过程中，已积累出一定数量行之有效、可重复性的"专方专药"。如《伤寒论》中的茵陈蒿汤治"阳黄"，葛根黄芩黄连汤治"热利"，白头翁汤治"湿热痢"，现分别用于病毒性肝炎、痢疾等肠道传染病的治疗。又如，《摄生众妙方》荆防败毒散、《温病条辨》银翘散，治疗上呼吸道感染、流感、发疹性传染病等。《东垣试效方》普济消毒饮治疗急性腮腺炎等。

中医药适宜技术的应用。自古以来，中医药适宜技术同样对防治传染病发挥了积极的作用。如在《伤寒论》六经辨证的 397 法中，论述针灸疗法的有 33 法；又如《霍乱论·治法篇》除了应用内服药治疗传染病外，常采用"通关散吹入鼻中取嚏"开窍急救；以及刮痧、淬法、刺法、熨灸、敷贴、榻洗等适宜技术治疗瘟疫等传染病。

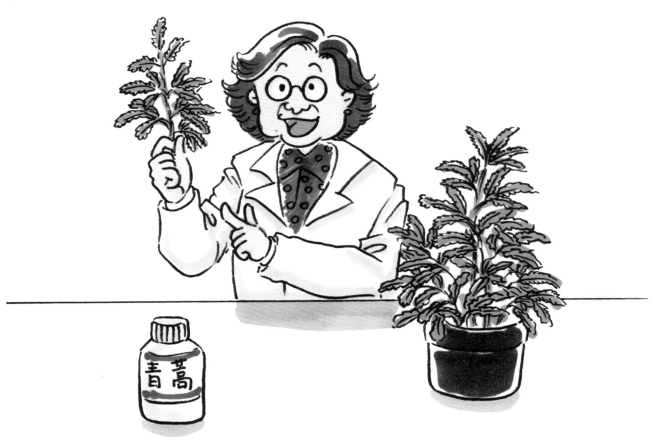

病毒感染性疾病

病毒性肝炎

【概述】

　　病毒性肝炎是由多种肝炎病毒引起的以肝脏病变为主的一种传染病，中医称为积聚。

【临床表现】

　　以食欲减退、恶心、上腹部不适、肝区痛、乏力为主要表现。部分病人可有黄疸发热和肝大伴有肝功能损害。有些病人可慢性化，甚至发展成肝硬化，少数可发展为肝癌。

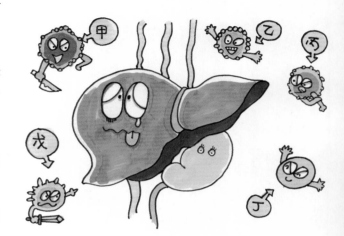

【传播途径】

1. 甲型肝炎病毒主要从肠道排出，通过日常生活接触而经口传染。

2. 乙型肝炎的传播途径主要有三种：

（1）母婴围产期传播：主要系分娩时接触母血或羊水和产后密切接触传播。

（2）医源性传播：通过输血、血浆、血制品或使用污染病毒的注射器针头、针灸用针、采血用具而传播。

（3）密切接触传播：通过性接触传播或通过破损的皮肤黏膜造成的密切接触性传播。

3. 丙型肝炎病毒主要通过输血而传播。

4. 戊型肝炎主要通过被污染水源，经粪－口途径而传播。

【检查方法】

（1）肝功能检测。

（2）肝炎病毒标志物检测。

（3）肝穿活组织检查。

（4）超声及电子计算机断层扫描。

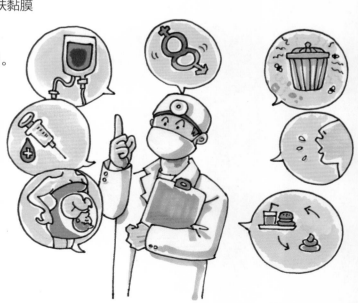

【治疗手段】

1. 西医

（1）抗病毒治疗。

（2）免疫调节剂。

（3）护肝药物。

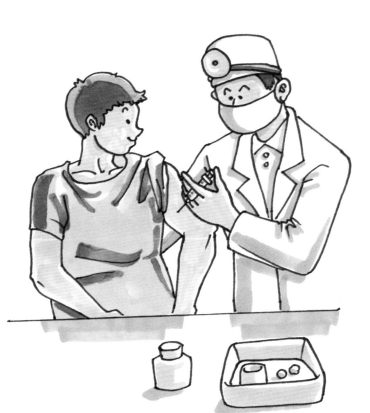

2. 中医：辨证论治

（1）湿热未净型

治以清热利湿。主要用药为茵陈、佩兰、车前子、黄柏、山栀、大青叶等。

（2）肝郁脾虚型

治以舒肝健脾。主要用药为柴胡、当归、白芍、党参、白术、茯苓等。

（3）肝肾阴虚型

治以滋补肝肾。主要用药为生地、山萸肉、女贞子、菟丝子、板蓝根、丹参等。

（4）脾肾阳虚型

治以温补脾肾。主要用药为附片、肉桂、熟地、丹皮、泽泻、山药等。

（5）气滞血瘀型

治以行气活血。主要用药为当归、丹参、郁金、桃仁、红花、川楝子等。

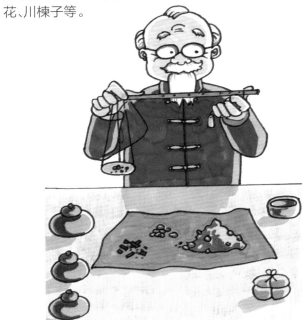

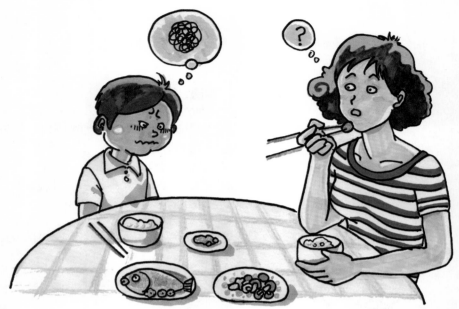

【预防保健】

1. 预防原则

（1）管理传染源。

（2）切断传播途径。

（3）保护易感人群。

　　对病毒性肝炎要早发现、早诊断、早隔离、早报告、早治疗及早处理，以防止流行。

2. 预防方法

（1）中医食疗

食疗方 1

材料：活泥鳅 2000g。

做法：放清水中养 1 天，使其排净肠内废物。次日放干燥箱内烘干或焙干，研末装瓶。

服法：温开水送服，每日 1 次，每次 10g，15 日为一疗程。

功效：温中益气，解毒。

食疗方 2

材料：茵陈、车前草各 100g（或车前子 20g）。

做法：加水 1000ml，煮取 800ml。

服法：每服 200ml，加白糖 20g，每日 2~3 次。

功效：清热利湿。

食疗方 3

材料：酸枣 50g。

做法：加水 500ml，文火煎 1 小时，加白糖适量。

服法：每日服 1 次。

功效：养肝，安神。适用于急、慢性肝炎，有降低转氨酶作用。

食疗方 4

材料：鲜芹菜 100~150g。

做法：芹菜洗净，捣烂取汁，加蜂蜜炖水 200ml。

服法：温服，每日 1 次。

功效：清热解毒，养肝。

（2）春季养生肝为先

　　春天是气候由寒转暖的过渡季节，也是万物复苏的季节。细菌繁殖滋生，使肝易受侵袭而致病。所以春季特别要注意养肝，春季养肝要注意以下几点：

①调心情，心情宜舒畅，保持情绪稳定。忌温补，少吃辛辣食物，饮食宜清淡。特别要注意减"酸"增"甘"。

②多喝水，少饮酒。酒不但降低肝功能，同时强烈刺激胃酸分泌易导致胃病。

③多锻炼，少接触毒物。促进心肺功能，同时要避免与有毒物质及某些药物的接触。

"以食欲减退、恶心、上腹部不适、肝区痛、乏力为主要表现。

部分病人可有黄疸发热和肝大并伴有肝功能损害。

有些病人可慢性化，甚至发展成肝硬化，少数可发展为肝癌。"

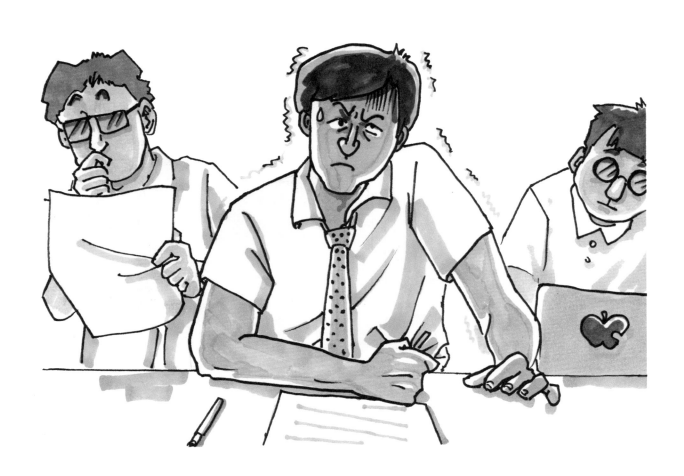

流行性感冒

【概述】

流行性感冒（简称流感）是流感病毒引起的急性呼吸道感染，也是一种传染性强、传播速度快的疾病。中医称为时行感冒，重伤风。

【临床表现】

表现为急起、高热、全身疼痛、显著乏力和轻度呼吸道症状。一般秋冬季节是高发期，所引起的并发症和死亡现象非常严重。潜伏期一般为1～7天，多数为2～4天。

【传播途径】

主要通过空气中的飞沫、人与人之间的接触或与被污染物品的接触传播。

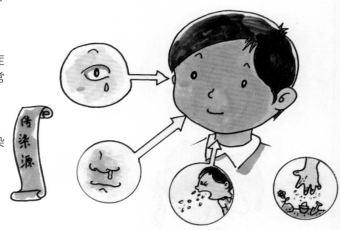

【检查方法】

1. 外周血象。
2. 病毒分离。
3. 血清学检查。
4. 呼吸道上皮细胞查流感病毒抗原阳性。
5. 标本经敏感细胞过夜增殖I代后查流感病毒抗原阳性。

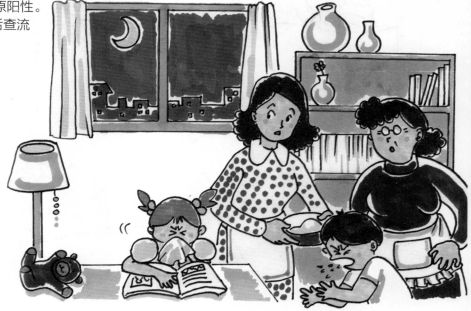

【治疗手段】

1. 西医

（1）一般治疗：呼吸道隔离1周。

（2）对症治疗。

（3）抗病毒治疗。

（4）继发性细菌感染的治疗。

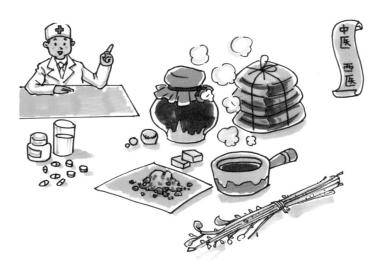

2. 中医：辨证论治

（1）轻症

风热犯卫

治以疏风清热。主要用药为银花、连翘、桑叶、菊花、炒杏仁、浙贝母、荆芥、牛蒡子、芦根、薄荷（后下）、生甘草等。

风寒束表

治以辛温解表。主要用药为炙麻黄、炒杏仁、桂枝、葛根、炙甘草、羌活、苏叶等。

热毒袭肺

治以清肺解毒。主要用药为炙麻黄、杏仁、生石膏、知母、芦根、牛蒡子、浙贝母、金银花、青蒿、薄荷、瓜蒌、生甘草等。

（2）危重症

热毒壅肺

治以清热泻肺，解毒散瘀。主要用药为炙麻黄、炒杏仁、知母、全瓜蒌、黄芩、浙贝母、生大黄、桑白皮、丹参、马鞭草等。

正虚邪陷

治以扶正固脱。主要用药偏于气虚阳脱者选用人参、制附子、干姜、炙甘草、山萸肉等；偏于气虚阴脱者可选用红参、麦冬、五味子、山萸肉、生地、炙甘草等。

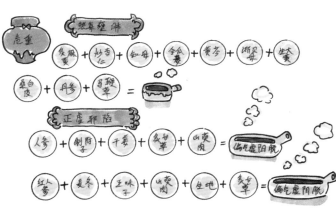

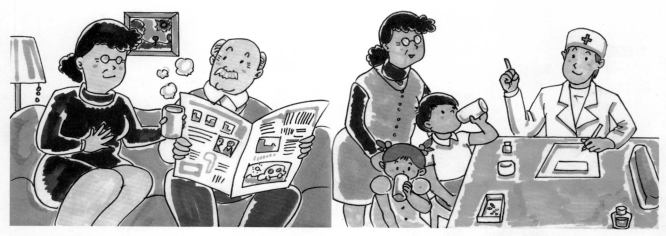

【预防保健】

1. 预防原则

流感在于早期发现，迅速确诊，加强监控力度。对病人做好隔离，病人是主要的传染源，自潜伏期末即有传染性，病初 2~3 天传染性最强。病毒存在于病人的鼻涕、口涎、痰液，并随咳嗽、喷嚏排出体外形成传染源。

2. 预防方法

（1）中医食疗

食疗方 1（姜丝鸭蛋汤）

材料: 生姜 50g（去皮），鸭蛋 2 个，白酒 20ml。

做法：生姜洗净去皮，切成丝，加水 200ml 煮沸，鸭蛋去壳打散，倒入生姜汤中，稍搅，再加入白酒，煮沸即可。

服法：温服，吃蛋饮汤，每日 1 次，可连服 3 日。

功效：解表散寒。

食疗方 2（神仙粥）

材料：糯米 30g，生姜片 10g，葱白 6g。

做法：将糯米、生姜片同入锅加水适量熬粥，粥成入葱白，煮至米烂，再加米醋 20ml，和匀即可。

服法：趁热喝粥，以汗出为佳。

功效：益气补虚，散寒解表。

食疗方 3（黄芪姜枣汤）

材料：黄芪 15g，大枣 15g，生姜 3 片。

做法：将材料入砂锅加水适量，用武火煮沸，再用文火煮约 1 小时即可。

服法：温服，吃枣饮汤。

功效：益气补虚，解表散寒。

食疗方 4（绿豆粥）

材料：绿豆 50g，粳米 100g，冰糖适量。

做法：绿豆、粳米洗净煮粥，待粥熟时加入冰糖，搅拌均匀即可食用。

服法：可早晚餐食用。

功效：清热解暑。

食疗方 5（苦瓜莲肉汤）

材料：苦瓜 30g，鲜莲叶 1 张，猪瘦肉 50g。

做法：将苦瓜、鲜莲叶、猪瘦肉均切片，把全部用料一起放入锅内，加清水适量，武火煮沸后，文火煮约 1 小时，至肉熟，调味即可。

服法：饮汤食肉。

功效：清暑解毒，利湿和中。

食疗方 6（香薷扁豆汤）

材料：香薷 10g，白扁豆 12g，陈皮 6g，荷叶 8g，白糖适量。

做法：将白扁豆炒黄捣碎，与香薷、陈皮、荷叶一同煎煮，煮沸 10 分钟后过滤，去渣取汁，加入白糖调味。

服法：不拘时频频饮之。连服 3 ~ 5 日。

功效：清暑祛湿解表。

（2）流感高发季节应加强个人卫生知识宣传教育

①保持室内空气流通，流行高峰期避免去人群聚集场所。

②咳嗽、打喷嚏时应使用纸巾等捂住口鼻，避免飞沫传播。

③经常彻底洗手，避免脏手接触口、眼、鼻。

④流行期间如出现流感样症状及时就医，并减少接触他人，尽量居家休息。

⑤流感患者应隔离 1 周或至主要症状消失。患者用具及分泌物要彻底消毒。

⑥加强户外体育锻炼，提高身体抗病能力。

⑦秋冬气候多变，注意加减衣服。

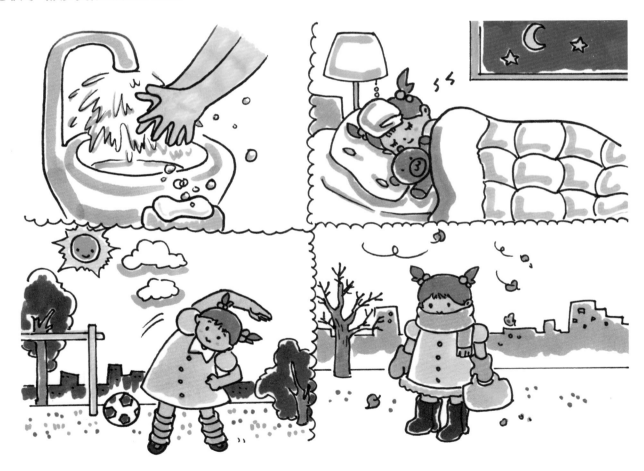

人感染高致病性禽流感

【概述】

　　人感染高致病性禽流感，是由禽流感病毒引起的人类疾病。

【临床表现】

　　表现为流感样症状，如发热，咳嗽，少痰，可伴有头痛、肌肉酸痛和全身不适。重症患者病情发展迅速，表现为重症肺炎，体温大多持续在 39℃ 以上，出现呼吸困难，可伴有咯血痰。

【传播途径】

　　经呼吸道传播，也可通过密切接触感染的禽类分泌物或排泄物，或直接接触病毒感染。

【检查方法】

（1）血常规。

（2）血生化肌酸激酶、乳酸脱氢酶、天门冬氨酸氨基转移酶、丙氨酸氨基转移酶。

（3）C 反应蛋白。

（4）病原学检测。

（5）胸部影像。

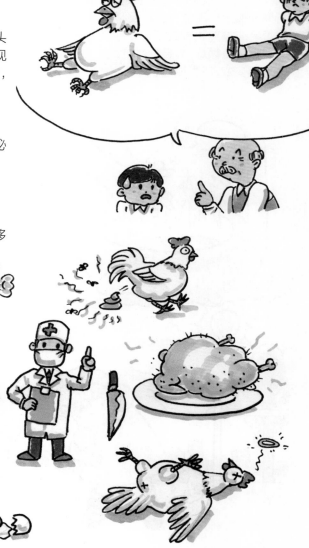

【治疗手段】

1. 西医

（1）隔离治疗。

（2）对症治疗。

（3）抗病毒治疗。

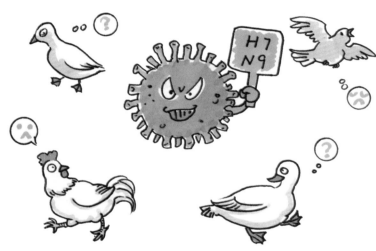

2. 中医：辨证论治

疫毒犯肺，肺失宣降

治以清热宣肺。主要用药为桑叶、金银花、连翘、炒杏仁、生石膏、知母、芦根、青蒿、黄芩、生甘草等。

疫毒壅肺，内闭外脱

治以清肺解毒，扶正固脱。主要用药为炙麻黄、炒杏仁、生石膏、知母、鱼腥草、黄芩、炒栀子、虎杖、山萸肉、太子参等。

【预防保健】

1. 预防原则

平时认真做好手部卫生、呼吸卫生、食品安全措施，是防治感染的一种强有力的方法。

2. 预防方法

（1）中医食疗

食疗方1

材料：芦根10g，连翘3g。

做法：浸泡半小时，煎水200ml。

服法：温服，每日1剂，适合3~12岁儿童。

功效：清热解毒生津。

食疗方2

材料：白茅根5g，藿香3g，菊花3g，北沙参5g。

做法：浸泡半小时，煎水200ml。

服法：温服，每日1剂，适合成人。

功效：清热解表。

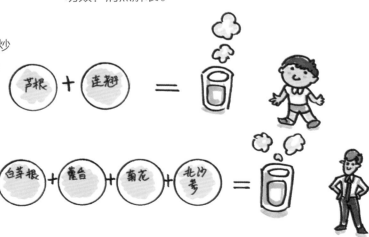

（2）个人预防建议

①注意个人卫生，勤洗手、保证充足的睡眠和休息，加强体育锻炼。尤其在接触禽畜后应及时彻底洗手。

②尽可能减少与禽畜不必要的接触，特别注意尽量避免接触病死禽畜。食用禽肉蛋时要充分煮熟。

③生熟食物要分开处理，当手部有破损处理肉类时，建议佩戴手套。

④出现打喷嚏、咳嗽等呼吸道感染症状时，要用纸巾、手帕掩盖口鼻；出现发热、咳嗽、咽痛、全身不适等症状时，应戴上口罩。

⑤如果病情加重应佩戴口罩及时到医院发热门诊就医，告之医生近七天有无禽类接触史、活禽市场访问史以及相关旅行史。

⑥年老体弱者，特别是患有慢性基础病的市民，在呼吸道传染病高发时期，应尽量减少去空气不流通和人群拥挤的场所。到医院就诊时应戴口罩。

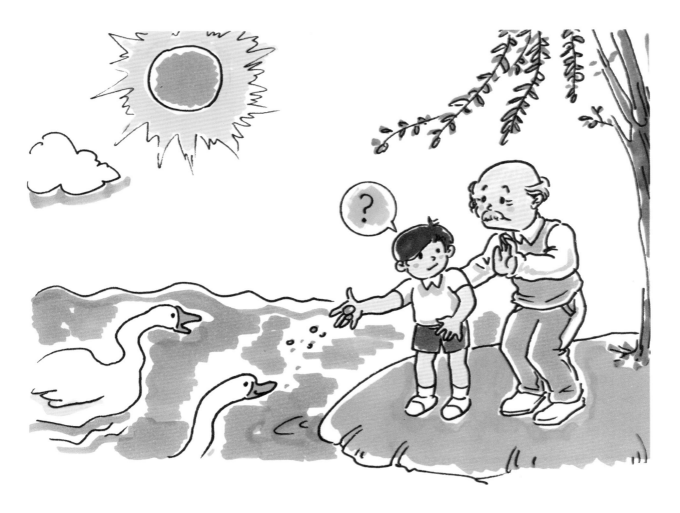

"尽可能减少与禽畜不必要的接触,特别注意尽量避免接触病死禽畜。"

麻疹

【概述】

　　本病是以发热，咳嗽，流涕流泪，遍身发疹，疹退脱屑，留有色素沉着为主要表现的疫病类疾病。因其疹点如麻粒大，故名麻疹，我国南方地区称为痧、痧疹。

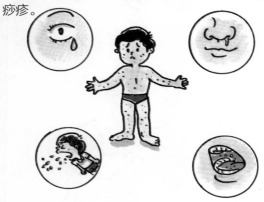

【检查方法】

1. 血象检查。
2. 多核巨细胞检查。
3. 荧光抗体染色检查。
4. 病毒分离。

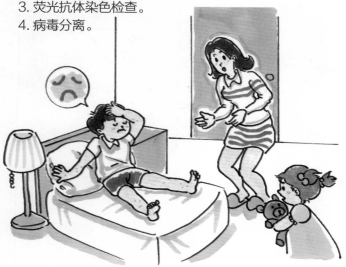

【临床表现】

　　发热体温≥38℃；全身皮肤出现红色斑丘疹；咳嗽，流涕、喷嚏等上呼吸道卡他症状，并有畏光、流泪、结膜炎症状；皮疹自耳后、面部开始，自上而下向全身扩展，3～5 天内波及全身。典型皮疹自耳后发际及颈部开始，自上而下，蔓延全身，最后达于手足心。皮疹为玫瑰色斑丘疹，可散在分布，或不同程度融合。疹退后有糠麸样脱屑和棕褐色色素沉着。起病早期（一般于病程第 2～3 天）在口腔颊黏膜见到麻疹黏膜斑。

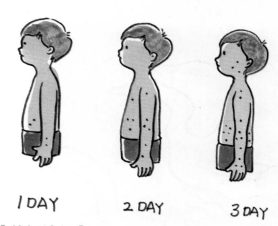

1 DAY　　2 DAY　　3 DAY

【传播途径】

　　主要经呼吸道传播。从潜伏期末到出疹期初，患者口、鼻、咽及眼部黏膜分泌物中含大量病毒。患者讲话、咳嗽、打嚏时，病毒可藉飞沫小滴散布到周围空气中，经鼻咽部或眼结合膜侵入易感者；密切接触者也可藉手的污染而传播。本病的传染期一般为出疹前 5 日至出疹后 5 日，有潜伏期第七日起已具传染性，但以潜伏期末到出疹后 1、2 日传染性最强。患者若并发肺炎，传染性可延长至出疹后 10 日。经衣服、用具等间接传染者甚少。

【治疗手段】

1. 西医

（1）合理护理。

（2）对症处理。

（3）防治并发症。

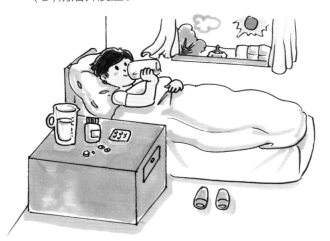

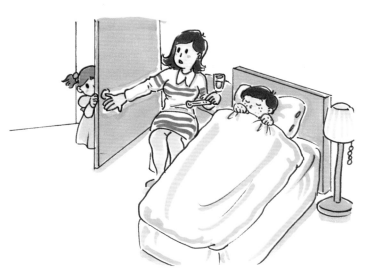

2. 中医：辨证论治

（1）顺证

邪犯肺卫（初热期）

治以辛凉透表，清宣肺卫。主要用药：升麻、葛根、荆芥、防风、薄荷、连翘、前胡、牛蒡子、甘草、桔梗等。

邪入肺胃（见形期）

治以清凉解毒，佐以透发。主要用药：金银花、连翘、桑叶、菊花，西河柳、葛根、蝉蜕、牛蒡子、升麻等。

阴津耗伤（收没期）

治以养阴益气，清解余邪。主要用药：沙参、麦冬、天花粉、玉竹、扁豆、甘草、桑叶等。

（2）逆证

邪毒闭肺

治以宣肺开闭，清热解毒。主要用药：麻黄、石膏、杏仁、甘草等；咳剧痰多者加浙贝母、竹沥、天竺黄；口唇紫绀者加丹参、红花等。

邪毒攻喉

治以清热解毒，利咽消肿。主要用药：玄参、射干、甘草、桔梗、牛蒡子、银花、板蓝根、葶苈子、全瓜蒌、浙贝母、马兜铃等。

邪陷心肝

治以平肝息风，清营解毒。常用药：羚羊角粉、钩藤、桑叶、菊花、茯神、竹茹、浙贝母、鲜生地、白芍、甘草等。

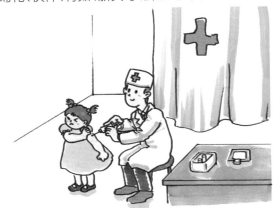

【预防保健】

1. 预防原则

（1）被动免疫。

（2）主动免疫。

（3）控制传染源。早期发现，早期隔离。

　　一般病人隔离至出疹后 5 天，合并肺炎者延长至 10 天。接触麻疹的易感者应检疫观察 3 周。

2. 预防方法

（1）中医食疗

①鸽卵 2 个，煮食之，1 日 1 次，连服 3~5 天。

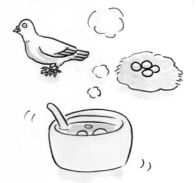

②紫草根 2.0g，加水煎二次，分 3~4 次口服，连服一周。

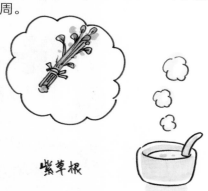

紫草根

（2）中药预防

①雷击散抹鼻法：每年冬末春初或麻疹流行期，共连续四次。

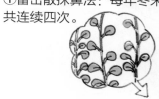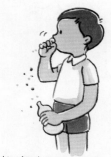

雷击散抹鼻

②金莲散内服法：6 个月~1 岁，每次服 1~2 分；2~3 岁，每次服 2~3 分；4~5 岁每次服 3~4 分，1 日 3 次，速服 2 天，开水送下。

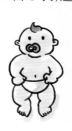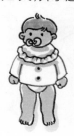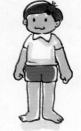

6月~1岁　　2~3岁　　4~5岁

金莲散

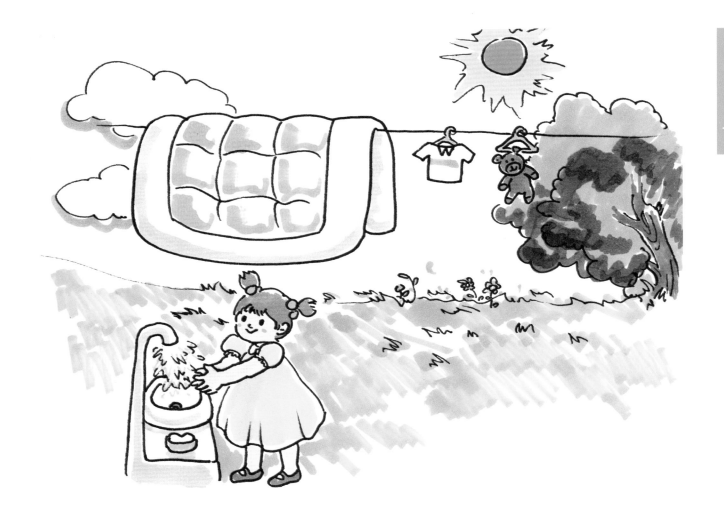

"病人衣物应在阳光下曝晒,病人曾住房间宜通风并用紫外线照射,
流行季节中做好宣传工作,易感儿尽量少去公共场所。"

流行性腮腺炎

【概述】

流行性腮腺炎简称流腮。四季均有流行，以冬、春季常见。是儿童和青少年期常见的呼吸道传染病。它是由腮腺炎病毒引起的急性、全身性感染，以腮腺肿痛为主要特征，有时亦可累及其他唾液腺。中医称为痄腮。

【临床表现】

潜伏期 8 ~ 30 天，平均 18 天。起病大多较急，无前驱症状。表现为发热、畏寒、头痛、肌痛、咽痛、食欲不佳、恶心、呕吐、全身不适等，数小时内腮腺肿痛，逐渐明显，体温可达 39℃以上。腮腺肿痛最具特征性。一般以耳垂为中心，向前、后、下发展，状如梨形，边缘不清；局部皮肤紧张，发亮但不发红，触之坚韧有弹性，有轻触痛，张口、咀嚼（尤其进酸性饮食）时刺激唾液分泌，导致疼痛加剧；通常一侧腮腺肿胀后 1 ~ 4 天累及对侧，双侧肿胀者约占 75%。颌下腺或舌下腺也可同时被累及。10% ~ 15% 的患儿仅有颌下腺肿大，舌下腺感染最少见。重症者腮腺周围组织高度水肿，使容貌变形，并可出现吞咽困难。腮腺管开口处早期可有红肿，挤压腮腺始终无脓性分泌物自开口处溢出。咽及软腭可有肿胀，扁桃体向中线移动。腮腺肿胀大多于 3 ~ 5 天到达高峰，7 ~ 10 天逐渐消退而回复正常。腮腺肿大时体温升高多为中度发热，5 天左右降至正常。病程 10 ~ 14 天。

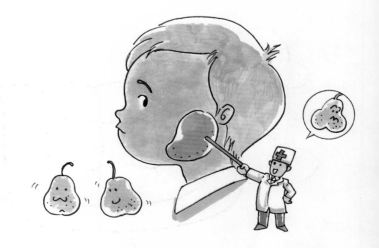

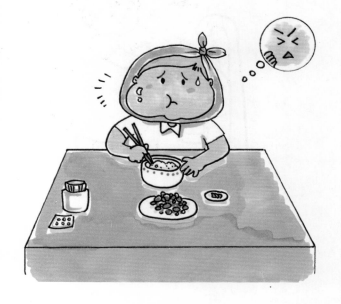

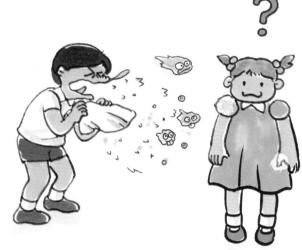

【传播途径】

　　流行性腮腺炎的传播方式为腮腺炎病毒主要以飞沫的形式通过鼻腔和口腔进入人体。自腮腺肿大前6天至肿大后9天均有传染性。

【检查方法】

（1）外周血象。

（2）血尿淀粉酶。

（3）血清学检查。

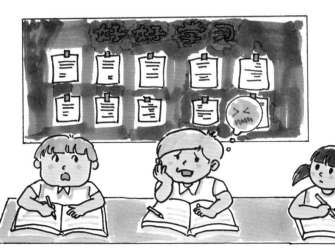

前6天 ～ 后9天
均可传染。

【治疗手段】

1. 西医

（1）主要对症治疗,隔离患者。

（2）抗病毒治疗。

（3）镇静、降颅压等药物。

（4）解热镇痛药。

（5）补充能量注意水、
电解质平衡。

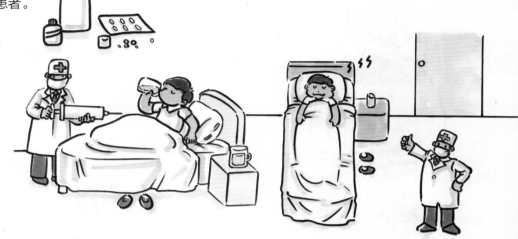

2. 中医

（1）针刺法取翳风、颊车、合谷。泻法,强刺激。发热者,加曲池、大椎；睾丸胀痛者,加血海、三阴交。1日1次。

（2）火灸法取角孙穴。剪去头发,用一支火柴棒点燃,迅速按于角孙穴上（火即自灭）。火灸后局部皮肤发红,或呈白色,别无不适。1日1次。

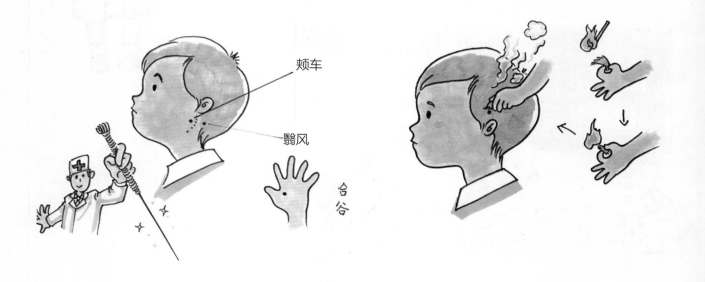

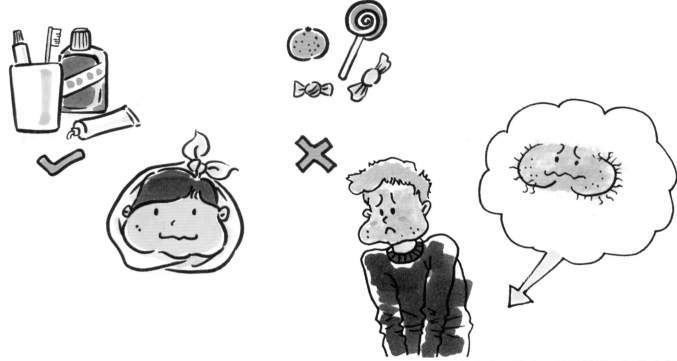

【预防保健】

1. 预防原则

（1）隔离、卧床休息直至腮腺肿胀完全消退。注意口腔清洁，避免酸性食物，保证液体摄入量。

（2）男性成人患者在本病早期应用己烯雌酚，以防止睾丸炎发生。

2. 预防方法

　　内服以普济消毒饮方为主随症加减。局部可用紫金锭或青黛散调醋外涂，1日1次。

【突发情况处理】

（1）切断传播途径勤通风、勤晒被子。

（2）保护易感人群。被动免疫：腮腺炎高价免疫球蛋白有一定作用，但来源困难，不易推广。一般的球蛋白对本病的预防效果可疑。自动免疫：目前麻疹、腮腺炎和风疹三联疫苗免疫效果较好，属于国家免疫规划接种。初种对象为 8 月龄和 18 ～ 24 月龄各 1 次，皮下或肌肉注射。

手足口病

【概述】

手足口病是由肠道病毒引起的传染病。引发手足口病的肠道病毒有 20 多种（型），其中以柯萨奇病毒 A16 型（Cox A16）和肠道病毒 71 型（EV 71）最为常见。中医称为温病。

【临床表现】

多发生于 5 岁以下儿童。表现口痛，厌食，低热，手、足、口腔等部位出现小疱疹或小溃疡。多数患儿一周左右自愈，少数患儿可引起心肌炎、肺水肿、无菌性脑膜炎等并发症。个别重症患儿病情发展快，导致死亡。

【传播途径】

手足口病由肠道病毒主要经粪 - 口和 / 或呼吸道飞沫传播，亦可经接触病人皮肤、黏膜疱疹液而感染。

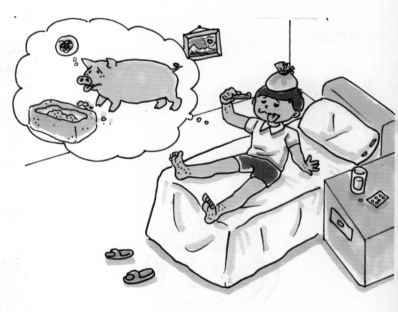

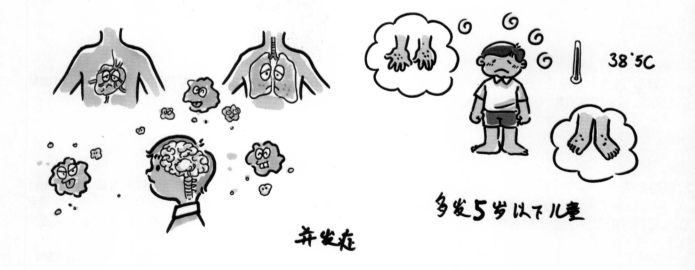

并发症

多发5岁以下儿童

38.5℃

【治疗手段】

1. 西医

（1）对症治疗。

（2）合并治疗。

（3）抗病毒药物。

2. 中医：辨证论治

卫阳被遏证

主要用药有藿香、薄荷、苍术、羌活等。

心脾积热证

主要用药有菊花、鱼腥草、淡竹叶、茯苓等。

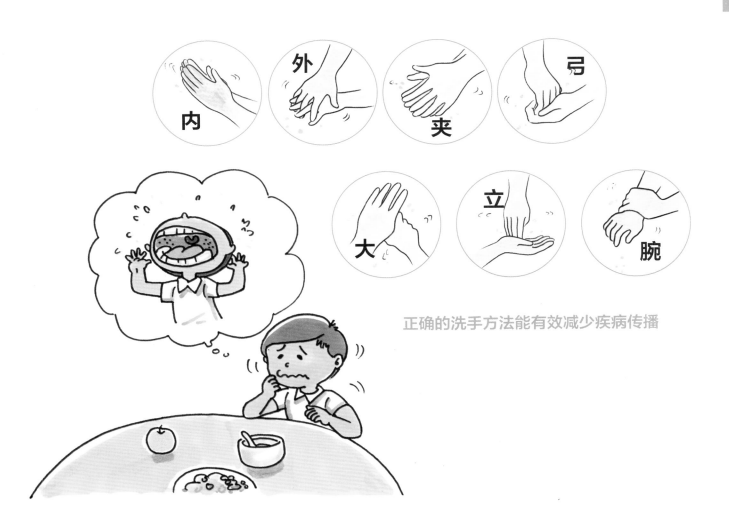

正确的洗手方法能有效减少疾病传播

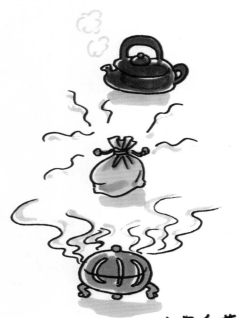

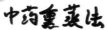

中药熏蒸法

【预防保健】

1. 预防原则
注意严密隔离。

2. 预防方法
（1）茶饮方
①将板蓝根、金银花和蒲公英共同煎水，让孩子每日饮用一次。
②将金银花、贯众、藿香、生甘草煎水后给孩子饮用，连用5日。
③取白菊花、金银花、生甘草用沸水冲泡，加入蜂蜜饮用，每日数次。

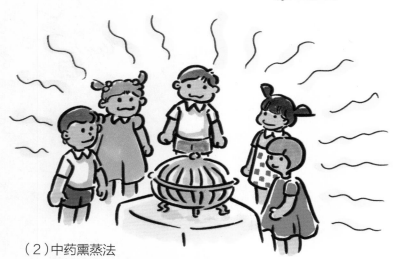

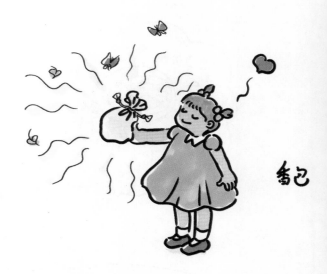

香包

（2）中药熏蒸法
　　幼儿聚集的公众场合很容易传播手足口病病毒。在这些场所可以经常使用艾条焚熏。或将藿香、佩兰、艾叶、石菖蒲等药材放于敞口器皿内熏蒸，让蒸汽弥漫室内。

（3）香包制作法
　　将藿香、艾绒、肉桂、山柰碾成碎末，装进香囊，让孩子挂于身上，睡前放于床边，可有效预防手足口病。

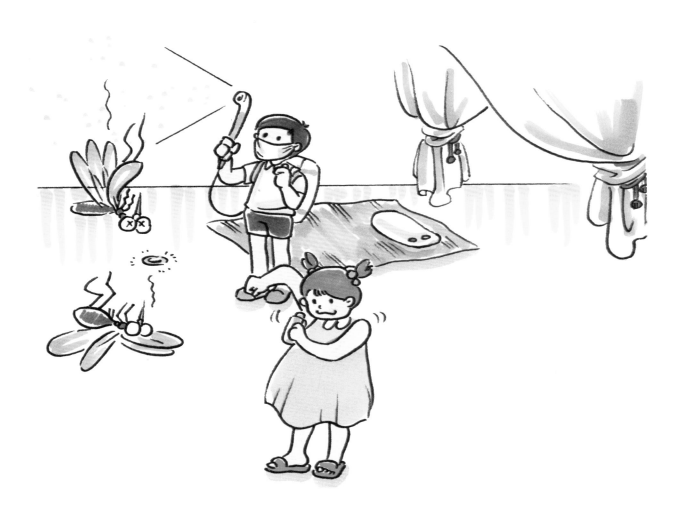

"健康的生活习惯，会减少疾病传播的概率。"

流行性乙型脑炎

【概述】

流行性乙型脑炎（简称乙脑），经蚊传播。多见于夏秋季。临床上急起发病，有高热、意识障碍、惊厥、强直性痉挛和脑膜刺激征等。与中医温热病中的暑温、伏暑、暑风、暑厥、暑痉、暑痫等病症相类似。

【临床表现】

大多数患者症状较轻或呈无症状的隐性感染，仅少数出现中枢神经系统症状，表现为高热、意识障碍、惊厥等。

【检查方法】

（1）血象检查：白细胞总数常在 10000~20000/mm³；中性粒细胞在 80% 以上。

（2）脑脊液检查：呈无色透明，压力仅轻度增高，白细胞计数增加。

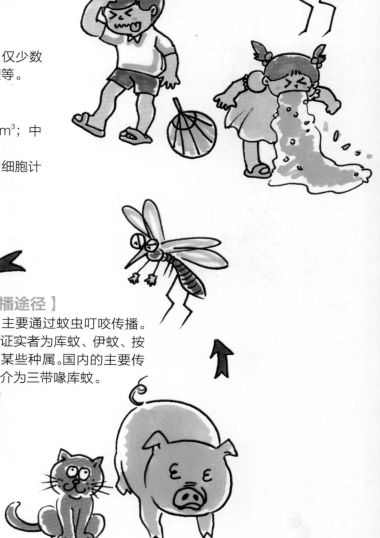

【传播途径】

主要通过蚊虫叮咬传播。已被证实者为库蚊、伊蚊、按蚊的某些种属。国内的主要传播媒介为三带喙库蚊。

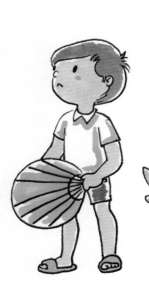

【治疗手段】

1. 西医

（1）一般治疗。

（2）对症治疗。

（3）肾上腺皮质激素及其他治疗。

2. 中医：辨证论治

邪在卫气

治以辛凉透邪，清热解毒。主要用药为藿香、黄芩、山栀、寒水石、板蓝根等。

邪在气营

治以清气泄热，凉营护阴。主要用药为生大黄、芒硝、钩藤、石决明、羚羊角粉等。

邪入营血

治以凉血清心，增液潜阳。主要用药为牡蛎、珍珠母、钩藤等。

余热未净

治以养阴柔肝，通腑泄热。主要用药为瓜蒌、麻仁、钩藤、珍珠母等。

虚风内动

治以育阴潜阳，疏风通络。主要用药为黄芪、瘪桃干、地龙、丹参等。

瘀阻经脉

治以益气养血，活血通络。主要用药为郁金、石菖蒲、姜竹茹、川贝母等。

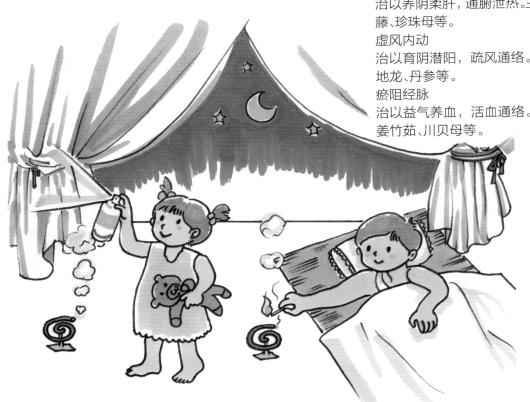

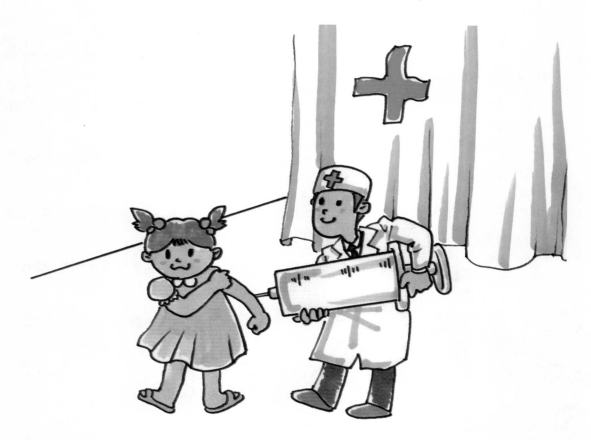

【预防保健】

1. 预防原则

预防乙脑应采取综合性措施,其中主要的措施是乙脑灭活疫苗预防接种和防蚊灭蚊。

2. 预防方法

对乙脑的预防控制措施有防蚊灭蚊、控制宿主动物(猪)和易感人群的预防接种等,但是其中以预防接种为最有效最经济的预防措施。因此乙脑防制策略应以接种疫苗为主,同时开展乙脑监测工作。

"预防控制措施有防蚊灭蚊、控制宿主动物（猪）和易感人群的预防接种等，
但是其中以预防接种为最有效最经济的预防措施。
因此乙脑防制策略应以接种疫苗为主，同时开展乙脑监测工作。"

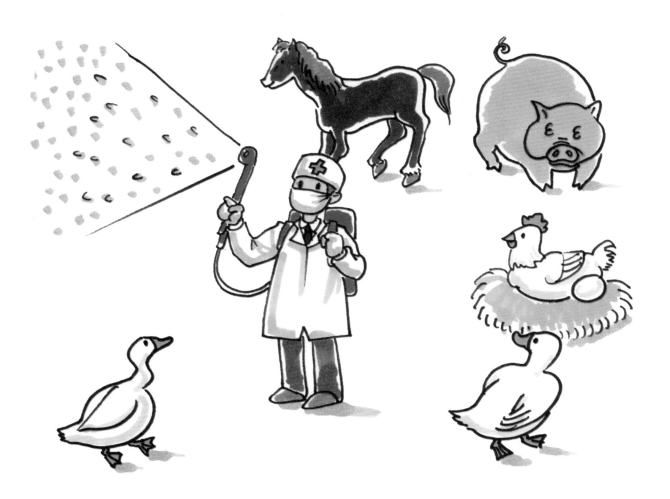

登革热

【概述】

登革热是登革热病毒引起的一种急性传染病。中医称为疫疹。

【临床表现】

登革热的潜伏期一般为 3~15 天，多数 5~8 天。登革热病毒感染可表现为无症状隐性感染、非重症感染及重症感染等。登革热是一种全身性疾病，临床表现复杂多样，表现为发热、腹部剧痛、持续呕吐等。根据病情严重程度，可将登革热分为普通登革热和重症登革热两种临床类型。

【传播途径】

登革热是由登革热病毒经蚊媒传播引起的。传播媒介主要是埃及斑蚊和白线斑蚊，在台湾均存在，但是分布领域有异。

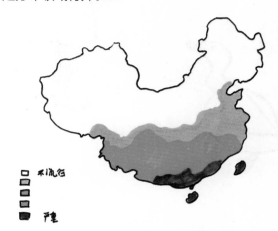

【检查方法】

（1）血小板。

（2）白细胞。

（3）血红细胞容积。

（4）单份血清特异性 IgG 抗体阳性。

（5）血清特异性 IgM 抗体阳性。

（6）恢复期血清特异性 IgG 抗体比急性期有 4 倍及以上增长。

【治疗手段】

1. 西医

（1）退热。

（2）补液。

（3）镇静止痛。

（4）输注红细胞。

2. 中医：辨证论治

（1）急性发热期：湿热郁遏，卫气同病。

治以辛凉解表，清热解毒。主要用药为香薷、藿香、葛根、青蒿（后下）、羌活、白蔻仁、半夏、滑石（包煎）、赤芍、茵陈、草果、生甘草等。

（2）极期：毒瘀交结，扰营动血。

治以清营解毒，泄热散瘀。主要用药为生石膏、生地、水牛角、金银花、黄连、黄芩、赤芍、茜草、丹皮、炒山栀、青蒿、生甘草等。

（3）恢复期：余邪未尽，气阴两伤。

治以凉血清营，益气养阴。主要用药为竹叶、南沙参、生薏米、生山药、半夏、芦根、麦冬、麦芽、砂仁、西洋参、生甘草等。

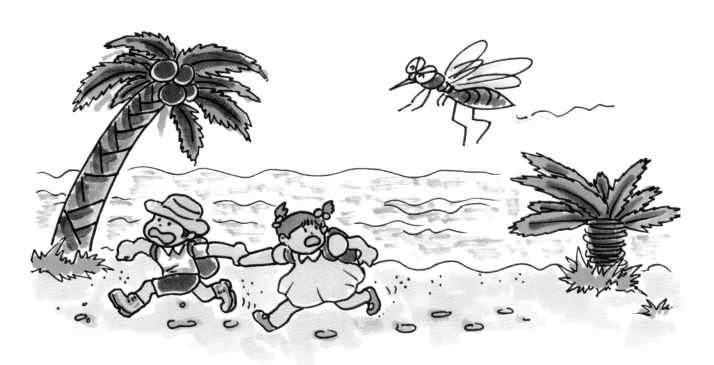

【预防保健】

1. 预防原则

灭蚊是预防登革热的重点。对容易滋生蚊子的地方要做好清理，比如盆栽花、积水处、垃圾堆等。

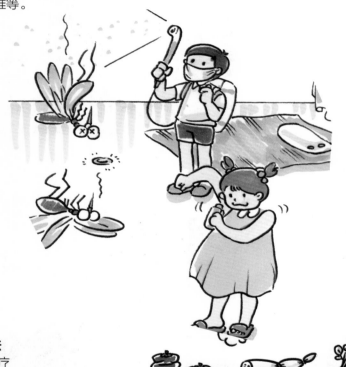

2. 预防方法

（1）中医食疗

食疗方 1（柿饼藕节荠菜蜜）

材料：柿饼 30g，藕节 30g，荠菜花 15g，蜂蜜 10g。

做法：柿饼、藕节切碎，与荠菜花同置锅内，加水适量同煮取汁去渣，加入蜂蜜。

服法：温服。

功效：清热凉血，和营止血。用于登革热发热期。

柿饼藕节荠菜蜜

食疗方 2（参附汤加味饮）

材料：人参 15g，附片 10g，丹参 12g，川芎 12g，甘草 10g，冰糖适量。

服法：温服。

做法：诸味加水适量浓煎，取汁加冰糖即可。

功效：温通血脉，回阳救逆。用于登革出血热低血压休克期。

食疗方 3（薏苡仁米粥）

材料：薏苡仁 30g，粳米 60g，砂糖、桂花适量。

做法：前两味加水煮粥，加入砂糖和桂花即成。

服法：温服。

功效：清热生津，利尿消肿。用于登革出血热少尿期。

食疗方 4（西瓜皮茅根饮）：

材料：西瓜皮 75g，白茅根 100g。

做法：加水适量同煎煮即可。

服法：温服。

功效：清热生津，利尿消肿。用于登革出血热少尿期。

（2）日常注意事项

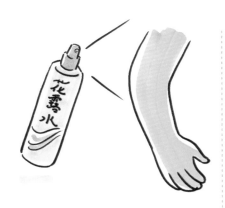

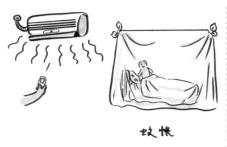

蚊帐

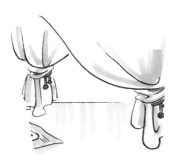

①在登革热流行区旅游或生活，应穿着长袖衣服及长裤，并在外露的皮肤及衣服上涂蚊虫驱避药物。

②如果房间没有空调设备，应装置蚊帐或防蚊网。

③家用杀虫剂杀灭成蚊，并遵照包装指示使用适当的分量。

④清水养植植物，坚持每三天更换一次清水，同时冲洗植物根部。
⑤对于花瓶等容器，每星期至少清洗、换水一次，勿让花盆底盘留有积水。

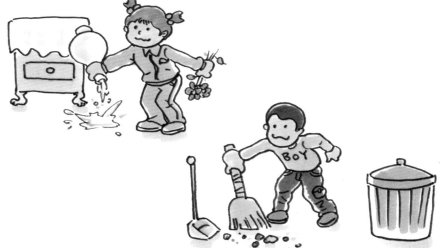

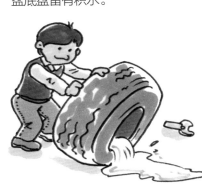

⑥避免在"花斑蚊"出没频繁时段在树荫、草丛、凉亭等户外阴暗处逗留。
⑦防止积水，清除伊蚊滋生地。

艾滋病

【概述】

艾滋病的全称是获得性免疫缺陷综合征（英文缩写 AIDS）。它是由艾滋病病毒引起的一种病死率高的慢性传染病。艾滋病病毒侵入人体后，破坏人体的免疫系统，使感染者逐渐丧失对各种疾病的抵抗力，造成各种机会性感染、肿瘤等，最终死亡。

【临床表现】

1. 一般症状

持续发烧、虚弱、盗汗，持续广泛性全身淋巴结肿大。特别是颈部、腋窝和腹股沟淋巴结肿大更明显。淋巴结直径在 1cm 以上，质地坚实，可活动，无疼痛。体重下降在 3 个月之内可达 10% 以上，最多可降低 40%，病人消瘦特别明显。

2. 呼吸道症状

长期咳嗽、胸痛、呼吸困难、严重时痰中带血。

3. 消化道症状

食欲下降、厌食、恶心、呕吐、腹泻，严重时可便血。通常用于治疗消化道感染的药物对这种腹泻无效。

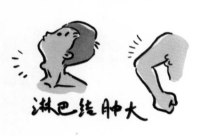

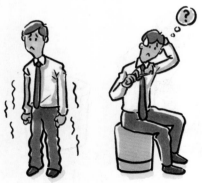

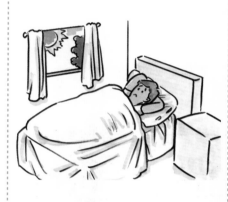

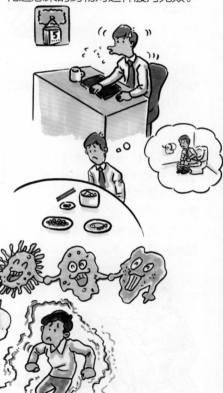

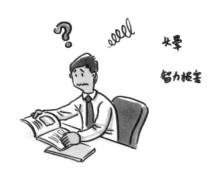

4. 神经系统症状

　　头晕、头痛、反应迟钝、智力减退、精神异常、抽搐、偏瘫、痴呆等。

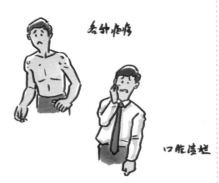

5. 皮肤和黏膜损害

　　单纯疱疹、带状疱疹、口腔和咽部黏膜炎症及溃烂。

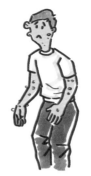

6. 肿瘤

　　可出现多种恶性肿瘤。位于体表的卡波济肉瘤可见红色或紫红色的斑疹、丘疹和浸润性肿块。

【 传播途径 】

（1）血液传播。

（2）性传播。

（3）母婴传播。

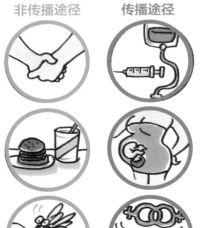

非传播途径　　传播途径

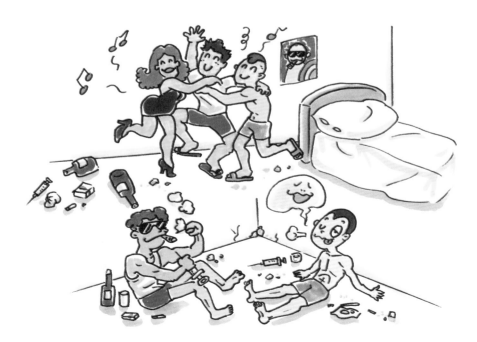

【检查方法】

1. 酶联免疫吸附试验（ELISA）。

2. 颗粒凝集法（PA）。

3. 快速试剂。

（1）人类免疫缺陷病毒(HIV)1+2 型抗体诊断试剂（胶体硒法）。

（2）InstantCHEKTM-HIVI+2 金标快速诊断试剂。

4.HIV- 抗体确认实验。

（1）免疫印迹实验(westernblot,WB)。

（2）免疫荧光实验(IFA)。

【治疗手段】

1. 西医

（1）一般治疗：对 HIV 感染者或获得性免疫缺陷综合征患者均无须隔离治疗。对无症状 HIV 感染者，仍可保持正常的工作和生活。应根据具体病情进行抗病毒治疗，并密切监测病情的变化。对艾滋病前期或已发展为艾滋病的患者，应根据病情注意休息，给予高热量、多维生素饮食。不能进食者，应静脉输液补充营养。加强支持疗法，包括输血及营养支持疗法，维持水及电解质平衡。

（2）抗病毒治疗：抗病毒治疗是艾滋病治疗的关键。随着采用高效抗逆转录病毒联合疗法的应用，大大提高了抗 HIV 的疗效，显著改善了患者的生活质量和预后。

2. 中医：辨证论治

（1）体虚外感

①阴虚痰凝，外感发热（先有阴虚痰凝，复感风邪表证）：治当养阴解表。葳蕤汤主之。

②气虚外感发热（先有气虚，新感风邪表证）：治当益气解表。玉屏风散加味主之。

③少阳感冒：治当和解少阳枢机。小柴胡汤化裁。

④气虚阳明热盛发热：治当清泄阳明气分之实热，佐以益气。白虎加人参汤主之。

⑤卫气同病证：治当清气泄热利湿。银翘散合藿朴夏苓汤或加甘露消毒丹加减。

（2）病在营血证：治以气营双清或凉血解毒。清营汤加减。

（3）邪陷营血证：急于清营凉血、泻热解毒为主，佐以开窍息风，兼顾救阴复脉。犀角地黄汤合三甲复脉汤加减。

（4）脾虚血亏证：拟补气健脾养血。健脾丸加减。

（5）气阴两虚证：治拟气阴双补。生脉饮加减。

（6）肾精亏损证：治以填补肾精，可用参茸固本丸合河车丸加减。

（7）肾阴不足证：拟滋补肾阴佐以泻火。可用六味地黄丸加减。大补阴丸合清营汤加减。

（8）肺肾阴虚证：治以救阴滋液、补虚润燥，同时兼以清营补血解毒。

（9）中气亏虚证：治以补中益气，方用补中益气汤加减。

（10）上实下虚证：治以降气化痰，纳气平喘。三子养亲汤合百合固金汤化裁。

（11）痰凝血瘀证：治以祛痰消瘰，软坚化瘀。大黄䗪虫丸合内消瘰疬丸化裁。

抗 病毒治疗

高热量 多维持饮食
不能进食者静脉输液.
摄细. 营养支持疗法.

采用高效抗逆转录病毒联合疗法.

【预防保健】

1. 预防原则

预防为主、防治结合、综合治理。

2. 预防方法

（1）洁身自爱、遵守性道德。

（2）安全的性行为。

（3）不以任何方式吸毒。

（4）不轻易接受输血和血制品。（如必须使用，要求医院提供经艾滋病病毒检测合格的血液和血制品）。

（5）不与他人共用针头、针管、纱布、药棉等用具。

（6）不去消毒不严格的医疗机构或其他场所打针、拔牙、穿耳朵眼、纹身、纹眉、针灸或手术。

（7）避免在日常救护时沾上受伤者的血液。

（8）不与他人共用有可能刺破皮肤的用具，如牙刷、刮脸刀和电动剃须刀。

3. 指导意见

艾滋病的治疗一方面是抑制病毒在体内的繁殖，增强免疫功能；另一方面是防止机会性感染，缓解症状，延长生命。

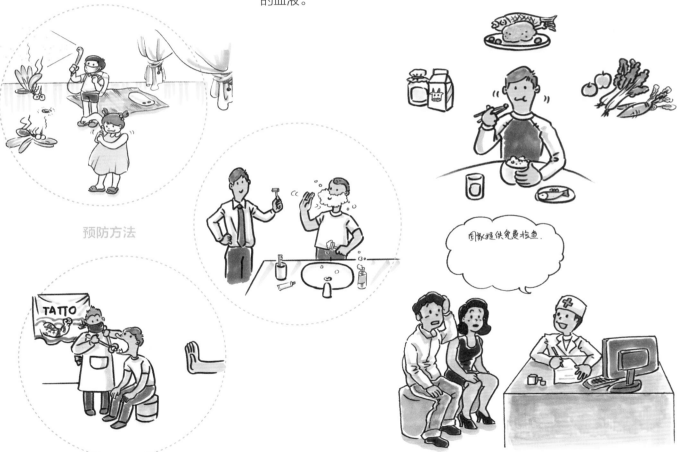

预防方法

传染性非典型肺炎

【概述】

传染性非典型肺炎是由一种新的冠状病毒（SARS 相关冠状病毒）引起的急性呼吸系统疾病，又称为严重急性呼吸综合征（SARS）。中医称为温病。

【临床表现】

以发热为首发和主要症状，伴有干咳、少痰，少部分患者出现咽痛。部分患者出现腹泻、恶心、呕吐等消化道症状。可有胸闷，严重者渐出现呼吸加速、气促，甚至呼吸窘迫。

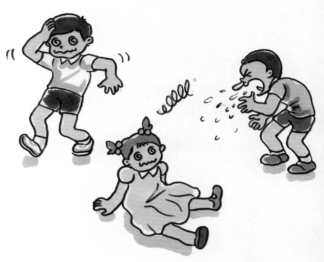

【传播途径】

（1）飞沫传播：短距离的飞沫传播，是本病的主要传播途径。
（2）接触传播：通过密切接触患者的呼吸道分泌物、消化道排泄物和其他体液，或者接触被患者污染的物品，亦可导致感染。

【检查方法】

（1）血象检测。
（2）胸部影像检查。
（3）特异性病原学检测。

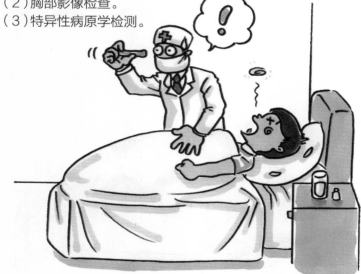

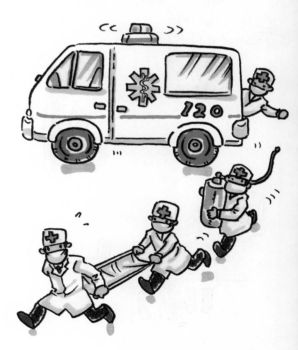

【治疗手段】

1. 西医

（1）抗病毒治疗。

（2）糖皮质激素的使用。

（3）抗菌药物的使用。

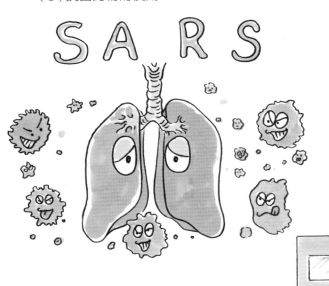

2. 中医：辨证论治

疫毒犯肺型

治以清肺解毒，化湿透邪。主要用药为银花、连翘、黄芩、柴胡、青蒿、白豆蔻等。

疫毒壅肺型

治以清热解毒，宣肺化湿。主要用药为生石膏、知母、炙麻黄、银花、炒杏仁、生薏苡仁等。

肺闭喘憋型

治以清热泻肺，祛瘀化浊。主要用药为葶苈子、桑白皮、黄芩、全瓜蒌、郁金、萆薢等。

内闭外脱型

治以益气敛阴，回阳固脱。主要用药为红参、炮附子、山萸肉、麦冬、郁金、三七等。

气阴亏虚、痰瘀阻络型

治以益气养阴，化痰通络。主要用药为党参、沙参、麦冬、生地、赤芍、紫菀等。

【预防保健】

1. 预防原则

（1）管理传染源。

（2）切断传播途径。

（3）保护易感人群。要早发现、早诊断、早隔离、早报告、早治疗及早处理，以防止流行。

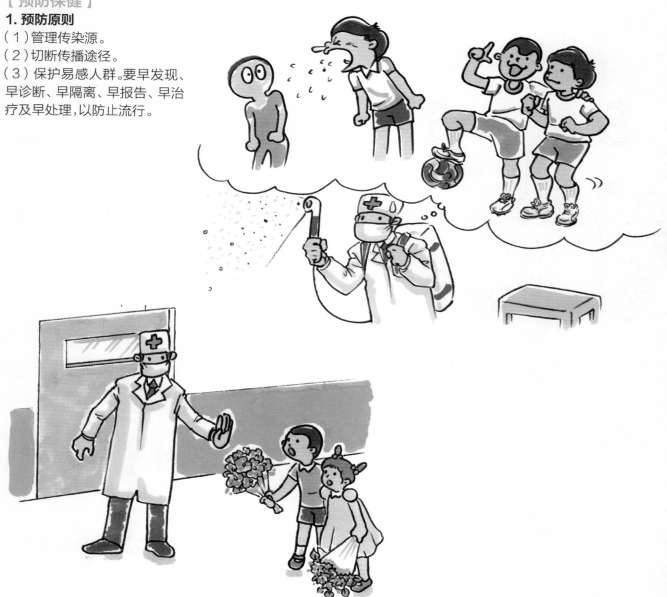

2. 预防方法

（1）中医食疗

食疗方 1

材料：板蓝根 30g，金银花 30g，蒲公英 20g，野菊花 15g，夏枯草 20g，大青叶 30g，贯众 30g，甘草 6g。

做法：用五碗水煎至两碗水，去渣加糖少许。

服法：温服，1 日 2 次，3 日一疗程。

功效：清热解毒。

食疗方 2

材料：板蓝根 10g，葛根 10g，苇茎 10g，牛蒡子 10g，花粉 10g，赤芍 6g，知母 10g，黄连 6g，百合 10g，甘草 3g，大枣三粒。

做法：用五碗水煎至两碗水。

服法：温服，1 日 2 次，连服 2 日。

功效：养阴清热。

食疗方 3

材料：雪梨、冰糖、马蹄、芦根、白茅根。

做法：用五碗水煎至两碗水。

服法：温服，1 日 2 次，连服 2 日。

功效：清热止咳。

食疗方 4

材料：绿豆，萝卜。

做法：大火熬粥。

服法：早晚服一碗。

功效：养阴清热。

（2）中医外用法

①以芳香辟秽解毒为主，可选用藿香、苍术、白芷、草果、菖蒲、艾叶、冰片、蚤休等制成香囊，佩挂胸前。

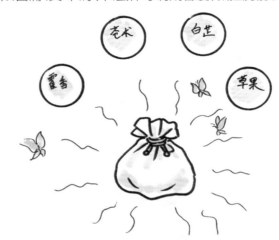

②以轻清宣透伏邪为主，芳香辟秽解毒，可选用苏叶、荆芥、藿香各 6g，野菊花、贯众、大青叶各 10g，制成气雾剂，用于公众场所集体预防或居室内空气消毒。

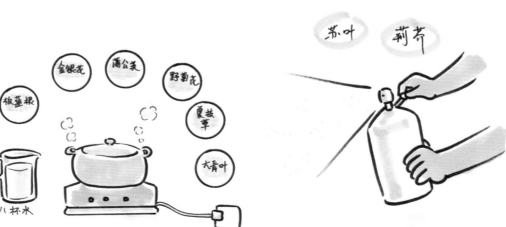

流行性出血热

【概述】

　　出血热即流行性出血热又称肾综合征出血热。是由流行性出血热病毒（汉坦病毒）引起的，以鼠类为主要传染源的自然疫源性疾病。属于中医学温疫、疫疹、疫斑范畴。

【临床表现】

　　出血热潜伏期一般为 2～3 周。典型临床经过分为五期：发热期、低血压休克期、少尿期、多尿期及恢复期。

【传播途径】

　　主要传播为动物源性。病毒能通过宿主动物的血及唾液、尿、便 排出，鼠向人的直接传播是人类感染的主要途径。

【检查方法】

（1）血检查：早期白细胞数低或正常。
（2）尿蛋白阳性，并迅速加重，伴显微血尿、管型尿。
（3）从病人血液白细胞或尿沉渣细胞检查到 EHF 病毒抗原或 EHF 病毒 RNA。

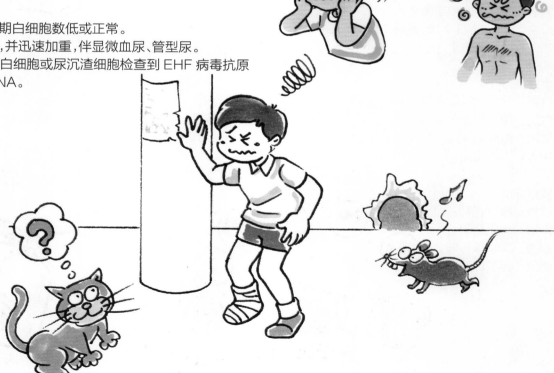

【治疗手段】

1. 西医

（1）抓好"三早一就"（早发现、早休息、早治疗、就近治疗）措施及发热期的治疗，包括抗病毒治疗、预防性治疗（预防低血压、少尿期出现）；

（2）通过综合性抢救治疗措施预防及控制低血压休克、肾功能衰竭、大出血。

2. 中医：辨证论治

卫气同病

治以辛凉透表，清热解毒。主要用药为银花、连翘、桑叶、菊花、青蒿、鸭跖草、薄荷、炒牛蒡子、升麻、鲜芦根等。

气分证

治以清气解毒，通腑泄热。主要用药为生石膏、知母、大黄、银花、连翘、大青叶、蚤休、竹叶等。

气营两燔

治以清气凉营，化斑解毒。主要用药为生石膏、知母、银花、大青叶、黄连、大黄、赤芍、丹皮、龙胆草、半边莲、连翘、山栀等。

营分证

治以清营解毒，泄热开窍。主要用药为水牛角、丹参、大生地、大青叶、银花、黄连、玄参、麦冬、鲜芦根等。

营血同病证

治以清营解毒，凉血散瘀。主要用药为水牛角、鲜生地、丹皮、赤芍、紫草、玄参、麦冬、银花、大青叶、黄连、白茅根等。

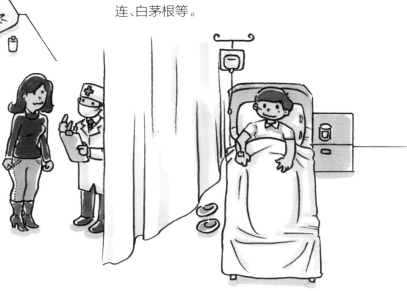

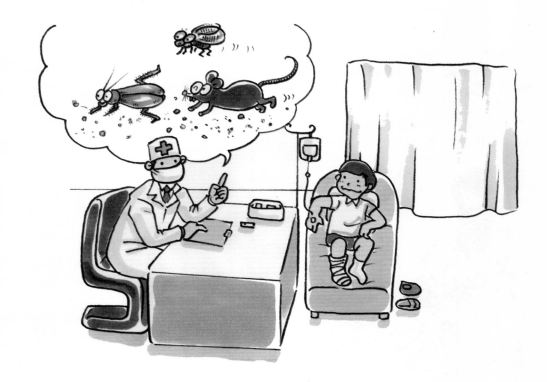

【预防保健】

1. 预防原则： 防鼠、灭鼠是消灭本病的关键。做好食品、环境、个人卫生，必要时可用出血热疫苗预防注射。

2. 预防方法

（1）中医食疗

食疗方 1（萝卜甘蔗汤）

材料：萝卜 500g，甘蔗 500g，金银花 10g，竹叶 10g。

做法：水煮汤。

服法：温服。

功效：清热解毒。

食疗方 2（芦根汤）

材料：芦根 50g，鲜萝卜 200g，葱白 7 个，青橄榄 7 个。

做法：水煮汤。

服法：代茶饮。

功效：养阴清热。

食疗方 3（黄瓜番茄汁）

材料：黄瓜 250g，番茄 230g 取瓤。

做法：拿纱布绞取汁。

服法：代茶饮。

功效：可清热透邪。

食疗方 4（莲花粥）

材料：莲花末 6g，粳米 100g。

做法：莲花阴干，研成细末，将粳米煮粥，加入莲花末调匀。

服法：空腹食用

功效：清热透邪。

（2）日常生活中要预防流行性出血热主要从以下几个方面着手：

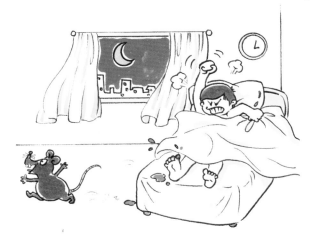

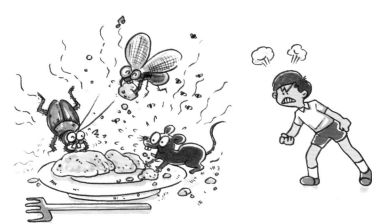

①高危人群可以接种疫苗预防该病，误食鼠类污染的食物或被鼠类咬伤或抓伤，要及时清理伤口并及时接种出血热疫苗。

②要注意饮食卫生，被鼠类咬过或被其排泄物污染过的食物一定不要再食用。

③要注意生活和工作场所的防鼠灭鼠工作，及时清理环境，减少老鼠的藏身之地。

④一旦生病要及时到正规医院就诊，要做到早发现、早治疗。

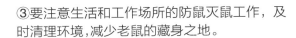

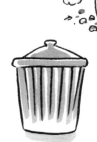

风疹

【概述】

　　风疹是由风疹病毒（RV）引起的急性出疹性传染疾病。中医称为风痧。

【临床表现】

　　临床上以前驱期短、低热、皮疹和耳后、枕部淋巴结肿大为特征。一般病情较轻，病程短，预后良好。但孕妇感染风疹，将会导致胎儿严重损害。引起先天性风疹综合征（FRS）。

【传播途径】

　　风疹主要通过飞沫经呼吸道传播。风疹是一种季节性、病毒性传染病，好发于冬末春初。风疹病毒存在于患者的口腔、鼻咽、分泌物、血液及大小便中，主要通过飞沫经呼吸道传播。

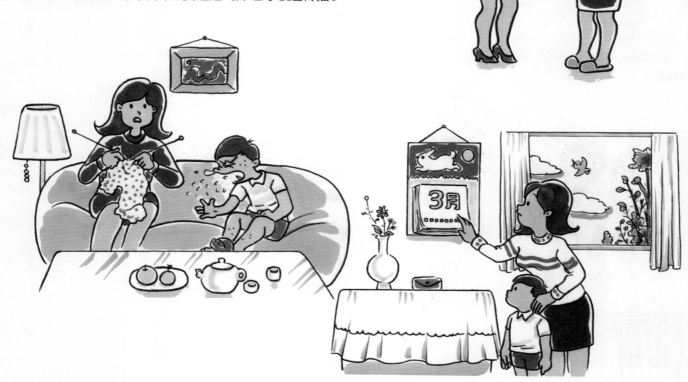

【检查方法】

（1）外周血象：白细胞总数减少，淋巴细胞增多，并出现异形淋巴细胞及浆细胞。

（2）快速诊断：采用直接免疫荧光法查咽拭子涂片剥脱细胞中风疹病毒抗体。

（3）病毒分离：一般风疹患者取鼻咽分泌物，先天性风疹患者取尿、脑脊液、血液、骨髓等培养于RK-13、非洲绿猴肾异倍体细胞系或正常兔角膜异倍体细胞系 (SIRC cells) 等传代细胞中，可分离出风疹病毒，再用免疫荧光法鉴定。

（4）血清抗体测定：如红细胞凝集抑制试验、中和试验、补体结合试验和免疫荧光，双份血清抗体效价增高 4 倍以上为阳性。其中以红细胞凝集抑制试验最常用。风疹视网膜炎往往为诊断先天性风疹的重要甚至唯一的体征。视网膜上常出现棕褐或黑褐色的大小不一的点状或斑纹状色素斑点。

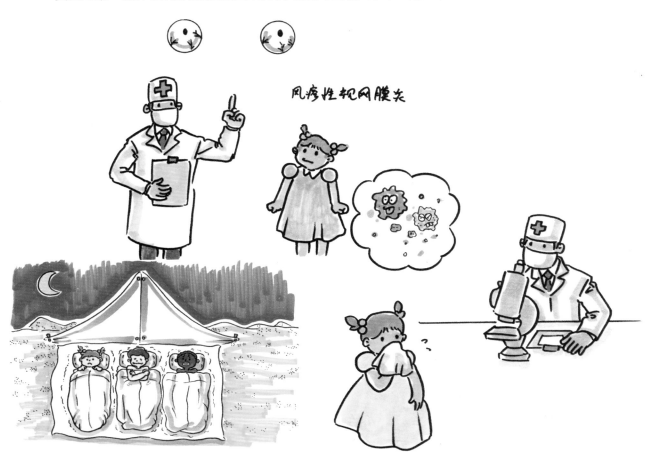

【治疗手段】

1. 西医

（1）一般对症治疗：风疹患者一般症状轻微，不需要特殊治疗，主要为对症治疗；症状较显著者，应卧床休息，流质或半流质饮食；对高热、头痛、咳嗽、结膜炎者可予对症处理。

（2）并发症治疗：高热、嗜睡、昏迷、惊厥者，应按流行性乙型脑炎的原则治疗。出血倾向严重者，可用肾上腺皮质激素治疗，必要时输新鲜全血。

（3）先天性风疹：无症状感染者无需特别处理，但应随访观察，以期及时发现迟发性缺陷。

2. 中医：辨证论治

邪郁肺卫证

治以祛风解表。主要用药荆芥、防风、甘草、连翘、羌活等。

热毒蕴结肌肤证

治以解表，清热解毒。主要用药金银花、连翘、桔梗、薄荷、淡豆豉等。

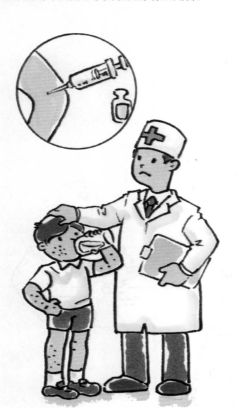

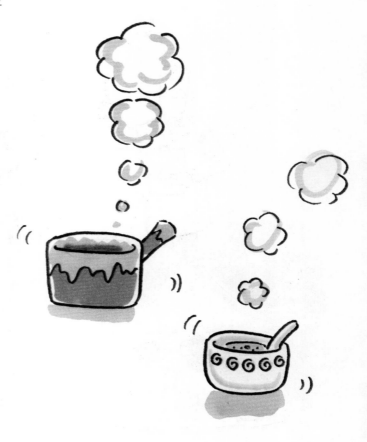

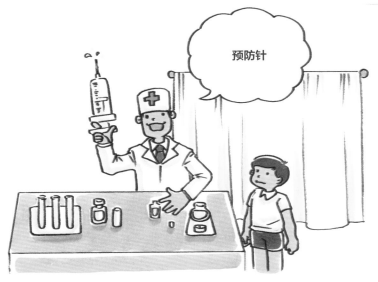

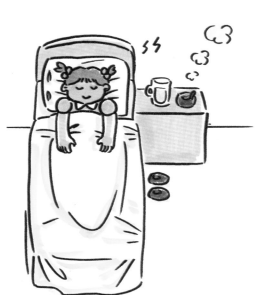

【预防保健】

1. 预防原则

　　预防重点是 5 岁以下的小儿及妇女，至少隔离至出疹 14 日。

2. 预防方法

　　针灸法：肺俞、合谷、少商、曲池、足三里。

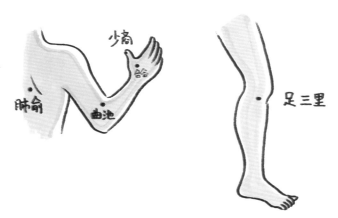

急性出血性结膜炎

【概述】

急性出血性结膜炎是系由肠道病毒 70 型所引起，现已波及世界各地，成为目前人类最常见的眼病之一。中医称红眼病。

【临床表现】

多数病例在发病时可有耳前颌下淋巴结肿大，并有压痛，结膜下可有出血和角膜上皮损害等特点。该症状随结膜炎的消退而消失。极少数病例尚可出现虹膜炎的改变。

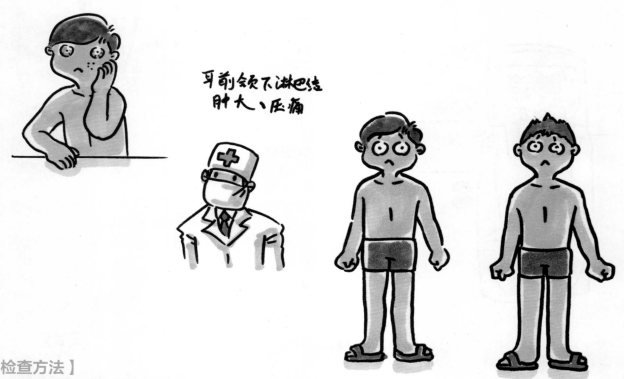

【检查方法】

（1）结膜拭子涂擦或结膜刮取物培养分离出 EV70 或 CA24v 。

（2）结膜刮片间接免疫荧光技术、酶联免疫吸附试验检测出病毒抗原。

（3）双相血清学检查。病人恢复期血清抗 EV70 或抗 CA24v 抗体比急性期血清抗体滴度升高 4 倍或 4 倍以上。

（4）逆转录多聚酶链反应法测出结膜标本 EV70 。

临床诊断加以上实验室病原检查任何一项阳性者为确诊病例。

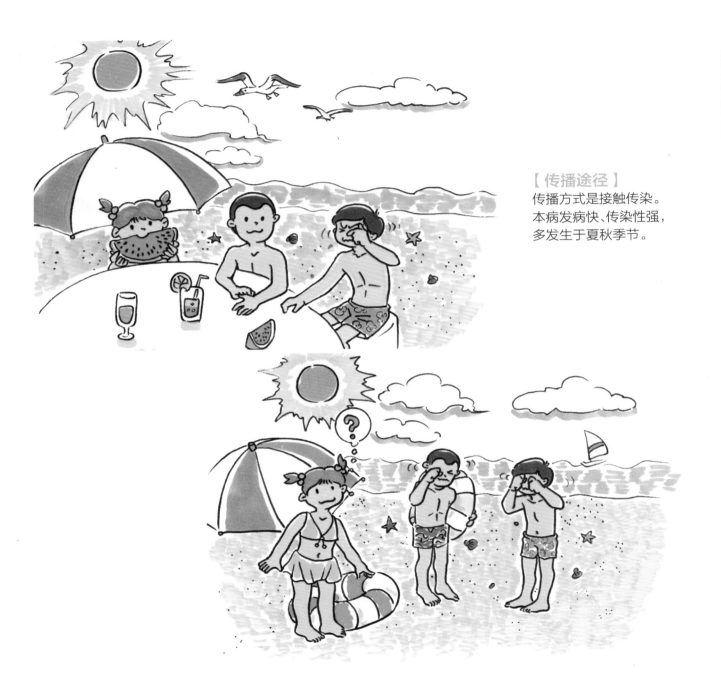

【传播途径】
传播方式是接触传染。
本病发病快、传染性强，
多发生于夏秋季节。

【治疗手段】

1. 西医

（1）抗病毒治疗。

（2）免疫调节剂。

（3）冷盐水洗眼或汞剂滴眼治疗。

2. 中医

中药可选用紫花地丁、蒲公英、薄荷、桑叶等制成的滴眼剂。

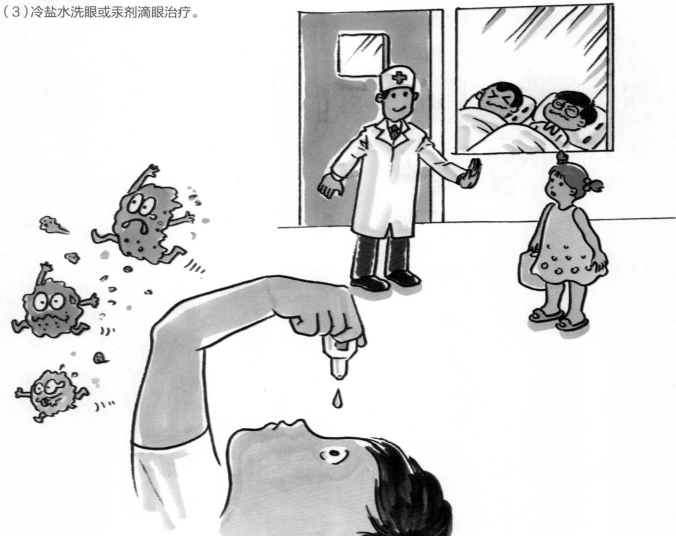

【预防保健】

1. 预防原则

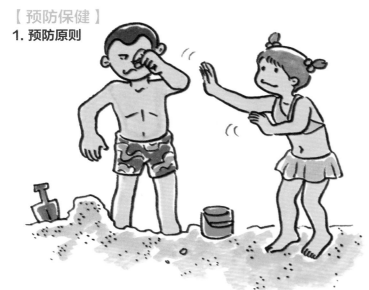

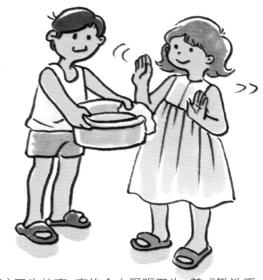

（1）重视公共卫生，加强对游泳池、浴池、理发室、旅馆的卫生管理与监督。集体单位如托儿所、幼儿园、部队、学校、医院勿用集体滴眼药的方法进行预防，以防交叉感染。

（2）卫生教育，宣传个人爱眼卫生，养成勤洗手，不揉眼，分巾、分盆的卫生习惯。

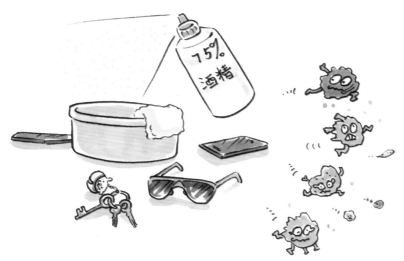

（3）病人使用的物品应严格隔离，接触过的物品应用 75% 乙醇消毒。医务工作者检治病人后必须用 75% 乙醇消毒双手及用物以后再接触其他病人。使用的仪器、物品用 75% 乙醇或 84 液等清拭消毒，严防医源性传播。

2. 预防方法

中药可选用地丁、蒲公英、薄荷、桑叶等制成的滴眼剂。

水痘

【概述】

　　水痘中医亦称"水痘"，由疱疹病毒中的水痘一带状疱疹病毒引起。经飞沫或直接接触而传染，可造成流行。但有很多人被感染后不出现临床症状，或症状轻微而被忽视。

【临床表现】

（1）皮损从红斑到丘疹、水疱、结痂，迅速转化，陆续分批出现，故同时可见前述不同时期的皮损。皮损由粟粒至绿豆大小，圆形或椭圆形，周围绕以红晕，水疱上常有脐凹。水疱也容易变成脓疱，然后结痂。皮损开始出现于面部和头部，迅速扩展至躯干、四肢。

（2）起病较急，可有发热等前驱症状。

（3）多见于儿童及青少年。极少复发。

（4）成人罕见，但水痘症状较为严重。

【传播途径】

　　有较强的传染性，从发病到结痂为止均有传染。经飞沫或直接接触渗出液而传染，可造成流行。

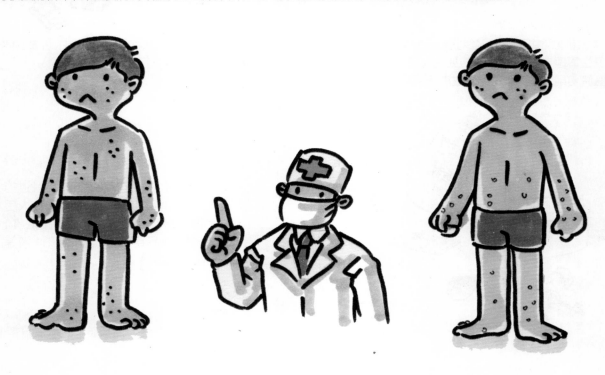

【 检查方式 】

（1）血白细胞计数正常、减少或稍增，淋巴细胞增加不明显。

（2）取疱疹基底部刮取物染色镜检，可找到多核巨细胞和核内嗜酸性包涵体。

（3）取疱疹基底部刮取物或疱疹液以直接荧光抗体染色法检查病毒抗原，可获阳性结果。

（4）取双份血清以补体结合试验、中和试验及间接荧光抗体试验等检查抗体，效价增加4倍以上。

（5）病毒分离：以疱疹液为检材，可获阳性结果。

【 治疗方式 】

1. 西医

（1）重视皮肤清洁，避免细菌污染水痘破损处，避免手抓疱疹，防止继发感染。

（2）早期口服阿昔洛韦有一定疗效，儿童剂量为20mg/kg，每日4次，连续5天。13岁以上患者建议服用阿昔洛韦，剂量为800mg，每日4~5次，连续5天。

（3）高热时可给予退热剂。

（4）皮损瘙痒明显，可口服抗组胺药。外用炉甘石洗剂。

（5）继发感染时可给予抗生素。

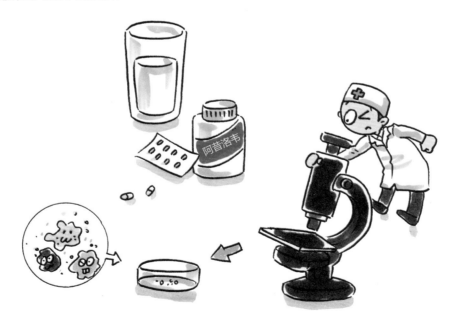

2. 中医:

（1）辨证论治

风毒犯表

宜疏风清热解毒。方用银翘散加减。

热毒蕴结肌肤

宜清营解毒。方用清瘟败毒饮加减。

风热湿阻

宜疏风清热，解毒除湿。方用桑菊饮加减。

血热毒盛

宜凉血清热解毒。方用黄连解毒汤合清营汤。

（2）外治法

①三黄擦剂外用，1日3次。

②糜烂化脓者用青黛膏，外用1日3次。

③口腔黏膜溃烂者用青吹口散外吹，1日3次。

④如意金黄散30g，化毒散1.5g，百部酒100g。混匀外涂，1日3次。

（3）单方验方

①银花20g，甘草3g，水煎服，1剂／日。

②野菊花15g，路边菊15g，金沙蕨30g，水煎服，1剂／日。

③苦参3g，浮萍15g，芒硝30g，煎水外洗，2次／日。

④口服中药银花、连翘、板蓝根能起到清热解毒作用，改善病情。

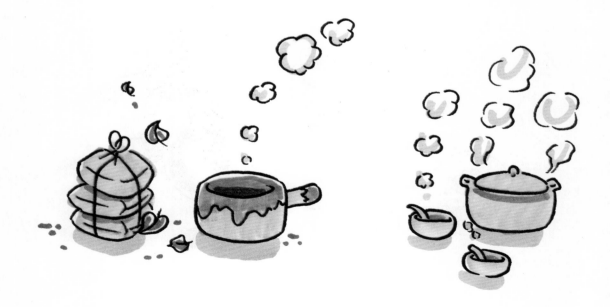

【预防保健】

1. 预防原则

（1）患者应隔离至全部皮疹干燥结痂为主。避免接触易感儿童。

（2）营养不良婴幼儿及患其他疾病的小儿，特别是有免疫缺陷者，于接触水痘后 5 天内注射丙种球蛋白、胎盘丙种球蛋白或恢复期血清，常可得到保护。

（3）可使用水痘疫苗预防水痘发生。

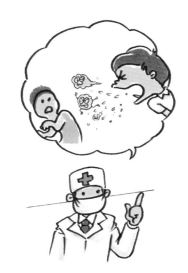

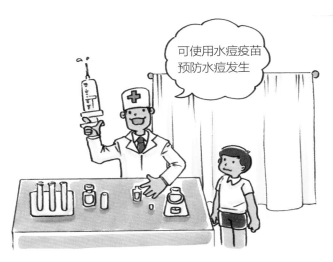

可使用水痘疫苗预防水痘发生

2. 预防方法

（1）室内空气要流通，避免复感外邪。进食容易消化及营养丰富的食物，忌油腻及姜椒辣物，多饮开水，或用红萝卜、荸荠、甘蔗等煎水代茶。

（2）水痘为急性疱疹性传染病，中医认为是外感时邪病毒，实证宜泻不宜补。所以，水痘患儿在患病期间不要食用猪肉、生姜、大葱、大蒜、洋葱、韭菜、辣椒、胡椒、带鱼、黄瓜、荔枝、桂圆肉、梅子、杏子、大枣等食物。水痘患儿可以适当补充蛋白质来提高免疫力，油脂类食物、发酵类面包应尽量避免。

3. 食疗方

（1）绿豆苡米汤。

原料：绿豆 100g，生薏苡仁 100g，白糖适量。

（2）苡米芦根饮。

原料：生薏苡仁 15g，芦根 15g，淡竹叶 10g，薄荷 6g，冰糖 30g。

（3）竹叶石膏粥。

原料：鲜淡竹叶 30g，生石膏 45g，粳米 100g，白糖适量。

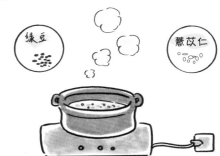

细菌感染性疾病

伤寒与副伤寒

【概述】

　　伤寒是由肠沙门菌肠亚种伤寒血清型引起的肠道传染病。副伤寒是由肠沙门菌肠亚种副伤寒甲或乙或丙血清型引起的一种和伤寒相似的疾病。副伤寒甲、乙的症状与伤寒相似，但一般病情较轻，病程较短，病死率较低。副伤寒丙的症状较为不同，可表现为轻型伤寒、急性胃肠炎或脓毒血症。伤寒和副伤寒可因水源和食物污染发生爆发流行。本病分布我国各地，常年散发，以夏秋季最多，发病以儿童、青壮年较多。

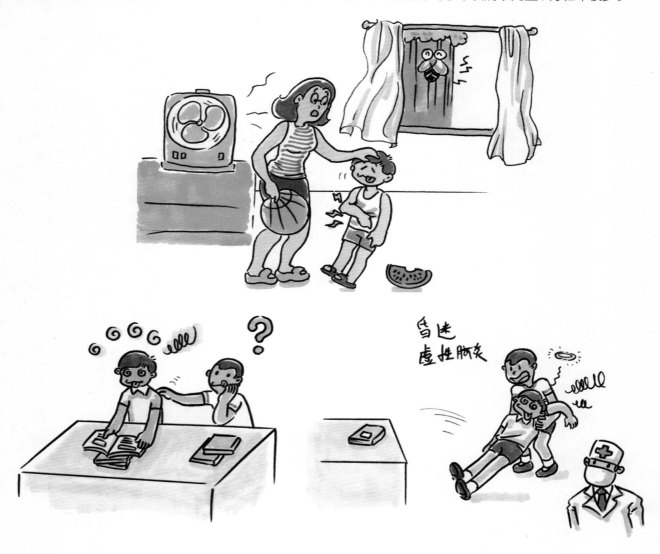

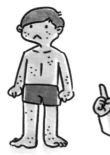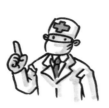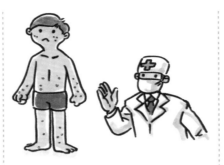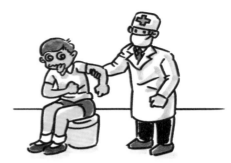

7～13天 玫瑰疹

水晶形 汗疹（白痱）

第6天开始左肋下 脾肿大 压痛

【临床表现】

典型的伤寒自然病程为时约 4 周可分为 4 期：

1.1 期 相当于病程第 1 周，起病大多缓慢，发热是最早出现的症状，常伴有全身不适、乏力、食欲减退、咽痛与咳嗽等。病情逐渐加重体温呈阶梯形上升于 5～7 天内达 39～40℃，发热前可有畏寒而少寒战，退热时出汗不显著。

2.2 期 相当于病程第 2～3 周，常有伤寒的典型表现有助于诊断。

（1）高热持续不退，呈稽留热型，少数呈弛张热型或不规则热型，持续约 10～14 天。

（2）消化系统症状，食欲不振较前更为明显，舌尖与舌缘的舌质红、苔厚腻（即所谓伤寒舌），腹部不适，腹胀，多有便秘，少数则以腹泻为主。由于肠道病多在回肠末段与回盲部，右下腹可有轻度压痛。

（3）神经系统症状，与疾病的严重程度成正比，是由于伤寒杆菌内毒素作用中枢神经系统所致。患者精神恍惚、表情淡漠呆滞、反应迟钝、听力减退，重者可有谵妄、昏迷或出现脑膜刺激征（虚性脑膜炎），此等神经系统症状多随体温下降至逐渐恢复。

（4）循环系统症状，常有相对缓脉或有时出现重脉是本病的临床特征之一。但并发中毒性心肌炎时相对缓脉不明显。

（5）病程第 6 天开始，在左季肋下常可触及脾肿大，质软或伴压痛。少数患者肝脏亦可肿大，质软或伴压痛重者出现黄疸。肝功能有明显异常者提示中毒性肝炎存在。

（6）病程 7～13 天，部分患者的皮肤出现淡红色小斑丘疹（玫瑰疹），直径约 2～4mm，压之褪色，为数在 12 个以下，分批出现。主要分布于胸腹，也可见于背部及四肢，在 2～4 天内消失水晶形汗疹（或称白痱），也不少见，多发生于出汗较多者。

3.3 期 相当于病程第 3～4 周，人体对伤寒杆菌的抵抗力逐渐增强，体温出现波动，并开始下降，食欲逐渐好转，腹胀逐渐消失，脾肿大开始回缩，但本期内有发生肠出血或肠穿孔的危险，需特别提高警惕。

4.4 期 相当于病程第 4 周末，开始体温恢复正常，食欲好转，一般在 1 个月左右完全恢复健康。

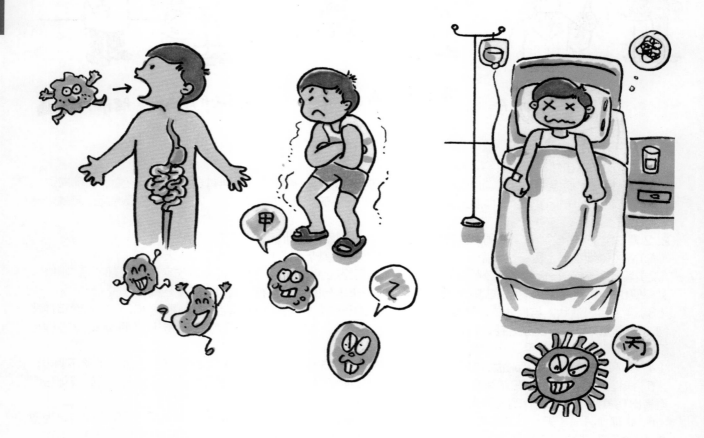

【传播途径】

伤寒通过污染水或食物，日常生活接触，苍蝇或蟑螂等媒介传递病原菌而传播。伤寒杆菌从感染者的粪便排出，经口进入易感者而感染，即粪——口途径传播。

1. 水源

水源污染是本病传播的最重要途径，是造成爆发流行的主要原因之一。带有伤寒杆菌的粪便，可污染井、河、湖、塘、泉水等，甚至自来水亦偶可受染。在给水系统不完善的农村或城镇中，水源污染较易发生。加强水源管理是控制本病的重要措施。

2. 食物

伤寒杆菌在食品中能短期保存，在乳、蛋、肉类以及豆制品中，甚至能够繁殖；饮食行业中的带菌者或轻症患者，可污染食物；不洁水也可污染食物，引起食物型爆发流行。加强饮食卫生管理同样是控制本病的重要工作。

3. 日常生活接触

通过患者或带菌者的手或被污染的生活用具、环境而传播。在散发病例的发生中，这种传播方式起重要作用。

4. 苍蝇、蟑螂媒介

苍蝇可通过体表携带、粪便排菌等方式污染食物。蟑螂亦可以机械性携带病原菌而传播本病。

【检查方法】

（1）常规检查。
（2）细菌学检查。
（3）免疫学检查。
（4）分子生物学诊断方法。

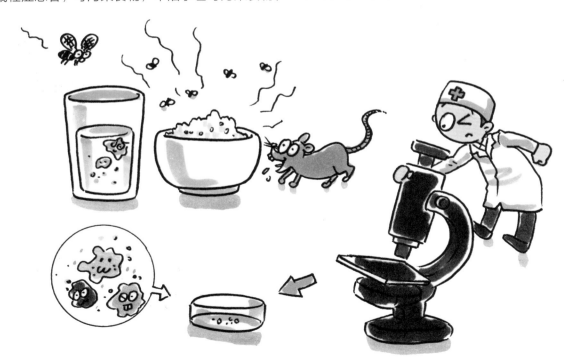

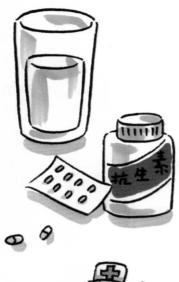

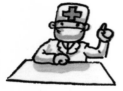

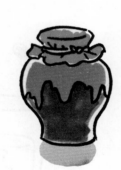

【治疗手段】

1. 西医

（1）应用抗生素。

（2）并发症治疗。

（3）对症支持治疗。

2. 中医：辨证论治

气阴两伤余热未清型

治以益气生津，清解余热。常用竹叶石膏汤加减。

气虚血脱型

治以补气固脱止血。常先服独参汤，后用黄土汤加人参。也可服生脉散加阿胶、地榆、乌梅、仙鹤草、山萸肉等养血止血之品。

热入营血型

治以清营泄热，凉血散血。常用清营汤。

湿遏卫气型

治以芳香辛散，宣化表里湿邪。常用藿朴夏苓汤。

胃肠湿热型

治以清利湿热，理气和中。常用王氏连朴饮。

【预防保健】

1. 预防原则

（1）控制传染源。

（2）切断传播途径是本病的重点预防措施。

（3）保护易感人群。

2. 预防方法

（1）不要到卫生条件差的摊点、餐馆就餐，少吃烧烤之类的东西。

（2）不喝生水，不吃腐败、变质的食物，少吃生、冷食品，特别是海产品和水产品。

（3）市场购买的熟食以及隔夜的饭菜要加热、煮透再吃。

（4）碗、筷要定期消毒，生熟炊具要分开，要防蝇、灭蝇。

（5）要养成良好的卫生习惯，饭前便后要洗手，不随地大小便，不乱倒垃圾污物，不污染水源。

（6）凡是有不明原因的持续发烧病人，要及时到正规医院诊断治疗，以免延误病情。

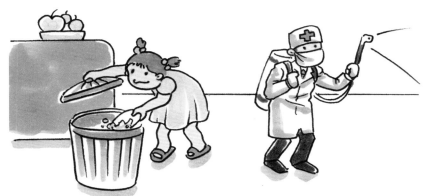

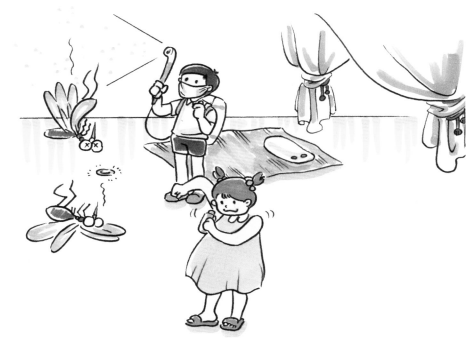

细菌性痢疾

【概述】

　　细菌性痢疾（简称菌痢），是由志贺菌属感染引起的一种急性肠道传染病，以结肠黏膜化脓性溃疡性炎症为其基本病理变化，是人类主要肠道传染病之一，中医称为痢疾。

【临床表现】

　　以全身中毒症状、发热、腹痛、腹泻、里急后重感及黏液脓血便为主要表现。严重者可引起脱水、酸中毒，电解质紊乱，发生继发性休克。尤其原有心血管疾病的老年患者和抵抗力薄弱的幼儿，可有生命危险。

【传播途径】

　　通过粪－口途径传播，多为散发。在流行季节，可因食入污染的食品或饮用污染的水源而造成食源性及水源性爆发。

【检查方法】

　　粪便常规检查。

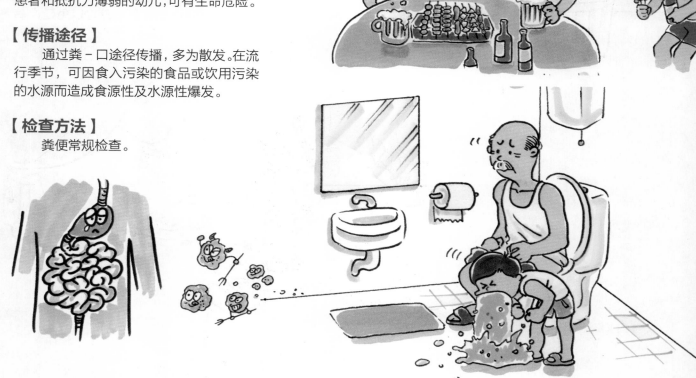

【治疗手段】

1. 西医

（1）胃肠道隔离治疗。

（2）病原治疗。

（3）中成药治疗。

2. 中医：辨证论治

湿热痢型

治以清热化湿解毒，调气行血导滞。主要用药为黄连、黄芩、制大黄、金银花、赤芍、当归等。

疫毒痢型

治以清热凉血解毒，化湿开窍导滞。主要用药为白头翁、黄芩、黄连、黄柏、制大黄、秦皮等。

寒湿痢型

治以温中化湿散寒，行气活血导滞。主要用药为半夏、苍术、白术、厚朴、猪苓、茯苓等。

虚热痢型

治以滋阴养血扶正，清热化湿止痢。主要用药为黄连、阿胶、黄芩、生地、白芍、当归等。

虚寒痢型

治以温中健脾补肾，散寒涩肠止痢。主要用药为附子、干姜、肉豆蔻、吴茱萸、党参、甘草等。

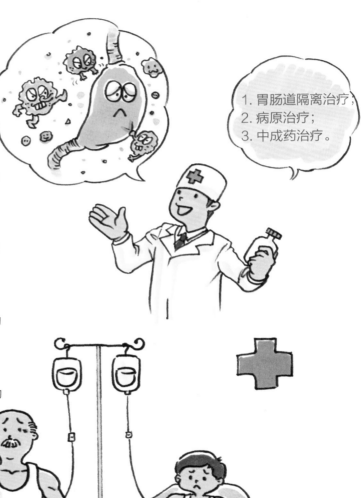

1. 胃肠道隔离治疗；
2. 病原治疗；
3. 中成药治疗。

【预防保健】

1. 预防原则

（1）管理传染源。

（2）切断传播途径。

（3）保护易感人群。开展群众性的体育锻炼，增强人群机体抗病能力。高危围人群可予以痢疾菌苗。

2. 预防方法

（1）中医食疗

食疗方 1

莲子肉 15g、糯米 30g（炒黄），两味洗净加水如常法煮粥。

食疗方 2

石耳 10g 焙干研细末，粳米 20g 加水煮成米汤，米汤趁沸时冲调石耳末，分 3 次食用。

食疗方 3

鲜淮山药 100g 切片、黄牛肉 100g，两味加水先用武火煮沸，去血水，加黄酒适量、生姜 3 片，文火焖煮，至牛肉酥熟汤浓，分 2 次服用。

食疗方 4

将新鲜猪胆倒出胆汁少许，把洗净晒干的适量小米装入猪胆内，扎紧胆管，悬于阴凉处晾干，然后研成细末，每次 6g，每日 3 次。空腹用米汤送服。

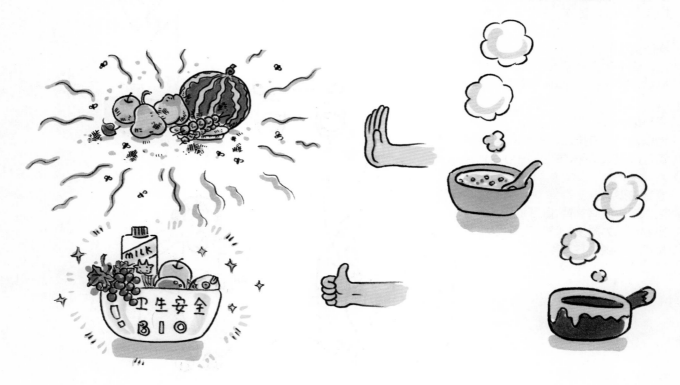

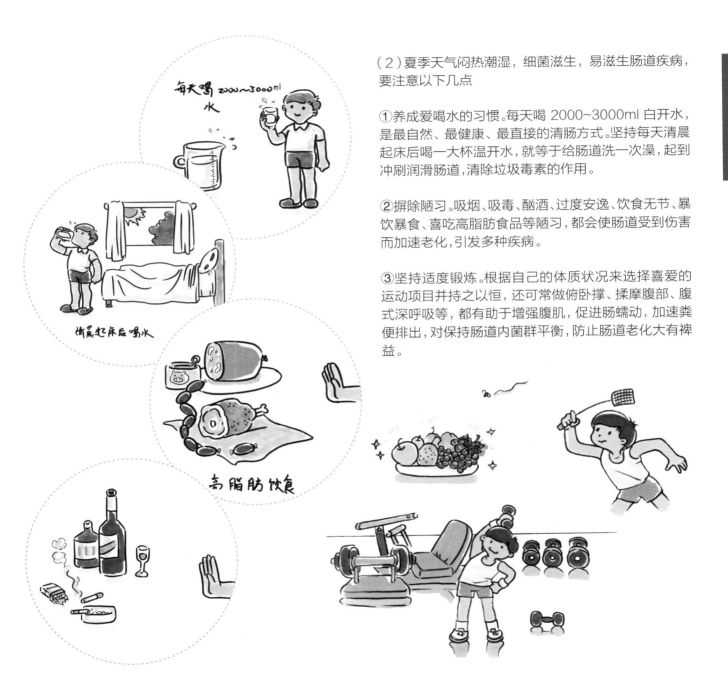

（2）夏季天气闷热潮湿，细菌滋生，易滋生肠道疾病，要注意以下几点

①养成爱喝水的习惯。每天喝 2000~3000ml 白开水，是最自然、最健康、最直接的清肠方式。坚持每天清晨起床后喝一大杯温开水，就等于给肠道洗一次澡，起到冲刷润滑肠道，清除垃圾毒素的作用。

②摒除陋习。吸烟、吸毒、酗酒、过度安逸、饮食无节、暴饮暴食、喜吃高脂肪食品等陋习，都会使肠道受到伤害而加速老化，引发多种疾病。

③坚持适度锻炼。根据自己的体质状况来选择喜爱的运动项目并持之以恒，还可常做俯卧撑、揉摩腹部、腹式深呼吸等，都有助于增强腹肌，促进肠蠕动，加速粪便排出，对保持肠道内菌群平衡，防止肠道老化大有裨益。

每天喝 2000~3000ml 水

清晨起床后喝水

高脂肪饮食

白喉

【概述】

　　白喉是以发热，咽痛，咽、喉、鼻等处出现白色假膜不易剥脱为主要表现的疫病类疾病。中医称为白缠喉、疫喉。

【临床表现】

　　临床特征为咽痛，咽、喉、鼻等处假膜形成及发热、乏力、恶心、呕吐等中毒症状；假膜范围大时，颌下淋巴结及颈部软组织肿胀致颈部呈牛颈状；严重者可引起心肌炎和周围神经麻痹等。

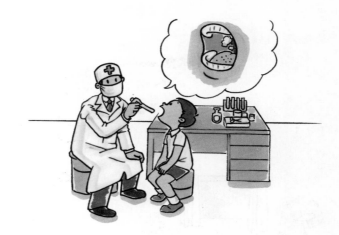

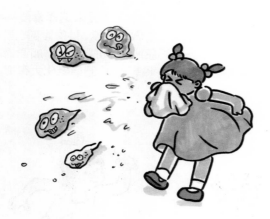

【传播途径】

　　本病的传染源是病人和带菌者。主要通过呼吸道飞沫传播；亦可经玩具、衣服、用具等间接传播。发病以冬春季节为多见，潜伏期 1~7 天，多数为 2~4 天。人群对本病普遍易感，而儿童易感性最高。本病广泛存在于世界各地，尤多见于温带地区，目前，不少发达国家及地区已基本控制了本病的发生，中国尚有散发病例。

【检查方法】

（1）咽拭子取咽部分泌物培养，可见白喉杆菌生长，或直接涂片找见白喉杆菌，即可确诊。
（2）血白细胞及中性粒细胞增高，有中毒颗粒。重者红细胞、血红蛋白、血小板可减少，可出现蛋白尿、血尿、管型尿等。

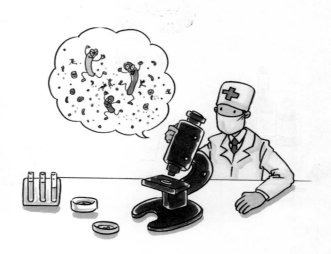

【治疗手段】

1. 西医

（1）白喉抗毒素：宜早期、足量。

（2）抗生素：青霉素肌注，也可用红霉素、四环素，或联用。

（3）中毒症状严重患者酌用皮质激素。

2. 中医：辨证论治

风热侵喉证：疏风清热解毒。银翘散加土牛膝、山豆根、板蓝根。

热毒攻喉证：清热解毒利喉。仙方活命饮加土牛膝、僵蚕、玄明粉等。

阴虚肺燥证：滋阴润燥解毒。养阴清肺汤或抗白喉合剂（玄参、生地、麦冬、黄芩、连翘）加土牛膝、射干等。

痰毒壅喉证：豁痰理气，解毒开窍。雄黄解毒丸开水送服。

阴竭阳脱证：固阴回阳。生脉散合四逆汤加丹参。

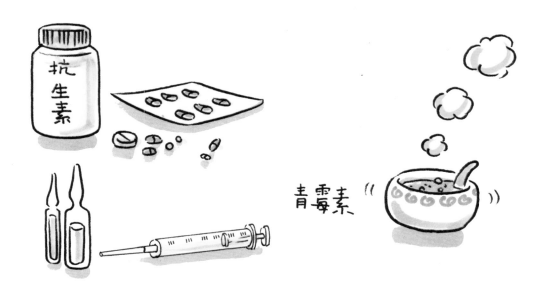

【预防保健】

1. 预防原则

（1）控制传染源。

（2）切断传播途径呼吸道隔离。

（3）提高机体免疫力。

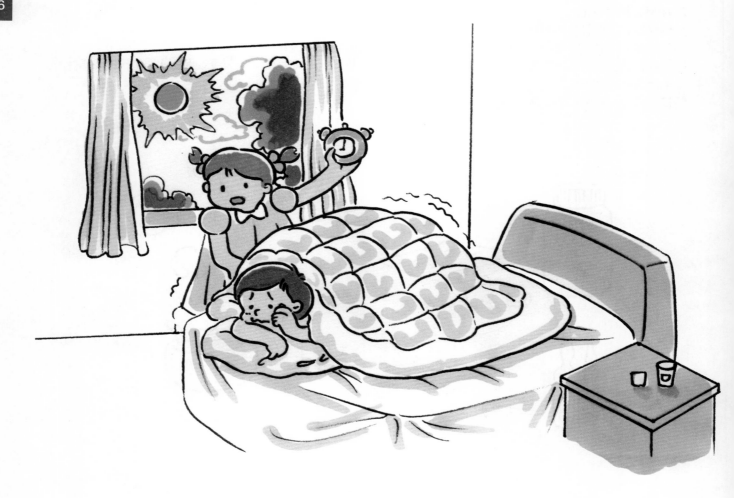

2. 预防方法

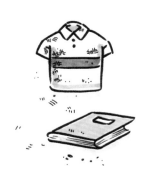

（1）对患者的住处、衣服、用具，均须严格消毒。

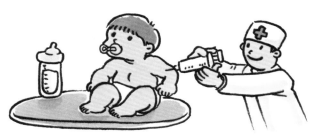

（2）六个月以上小儿，应接种白喉类毒素。

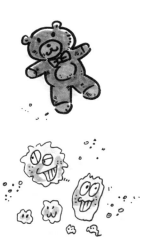

（3）多吃大蒜、蒜苗、葱、姜等食物。

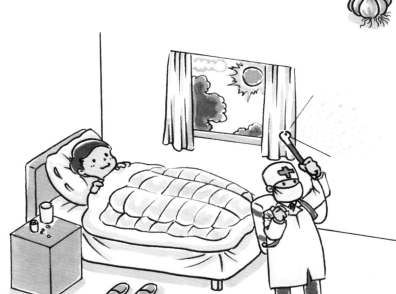

（4）隔离患病者，直至症状消失，且化验连续两次阴性，然后解除隔离。

（5）患者发热时，要绝对休息。

（6）保持大便通畅。

（7）病室空气要保持新鲜，但不能直接吹风。

（8）土牛膝根，煎水代茶。一天用量，小于 1 岁者用 15g；3~5 岁 30g；6 岁至成人 46g。加水两倍，煎煮。每 500ml 水，煎至 60ml 为度。每天 3 次，连服 3~5 天。大流行时，可服 7~10 天。

百日咳

【概述】

百日咳在临床上以阵发性痉挛性咳嗽和咳后鸡鸣样回声为特征。中医称"顿咳",又称"疫咳""痉咳""鹭鸶咳"。

【临床表现】

1. 典型病例 阵发性、痉挛性咳嗽,持续咳嗽≥2周者。

2. 不典型病例 婴儿有反复发作的呼吸暂停、窒息、青紫和心动过缓症状,或有间歇的阵发性咳嗽;青少年和成人具有不典型较轻症状,卡他期、痉咳期、恢复期三期症状都缩短或无明显的阶段性,而只表现持续两周以上的长期咳嗽。

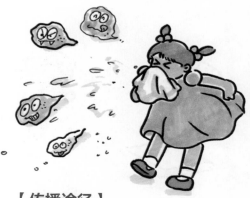

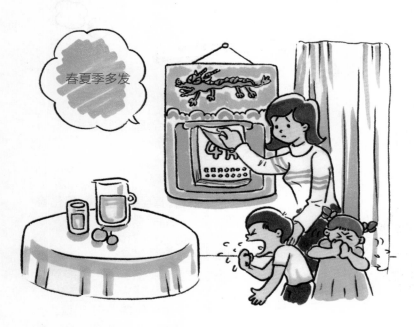

春夏季多发

【传播途径】

百日咳传染性强,密切接触的易感儿中90%以上患病。我国百日咳病例一般出现在春夏季,3月发病开始升高,5～7月达到高峰,8～9月开始下降,12月最低。病人(包括不典型的病例)是主要传染源。主要通过飞沫经呼吸道传播。无症状带菌者也可传播本病。由于该菌在体外生存能力弱,因此通过其他物品间接传染的可能性小。潜伏期末至发病6周内(特别是2～3周内卡他期阶段)传染性大。

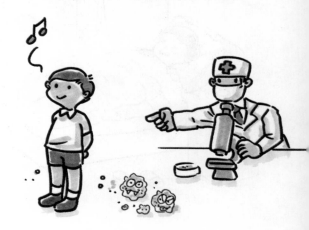

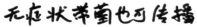

【检查方法】
（1）外周血白细胞计数及淋巴细胞明显增高。
（2）从痰、鼻咽部分泌物分离到百日咳鲍特菌。
（3）恢复期血清特异性抗体比急性期呈≥4倍增长。

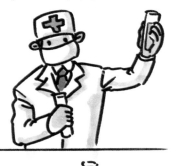

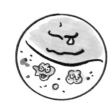

【治疗手段】
1. 西医
（1）控制传染源。
（2）抗生素治疗。
（3）止咳化痰对症治疗。
（4）并发症的治疗。

2. 中医：辨证论治
风邪袭表型（初咳期）
宣肺化痰。主要用药桔梗、紫菀、荆芥、百部、陈皮、杏仁、桑叶、乌梅。

肺热壅盛型（痉咳期）
清热止咳化痰。主要用药桑白皮、川贝、黄芩、杏仁、葶苈子、冬瓜子、百部、枳实、青黛。

气阴亏耗（恢复期）
益肺健脾。主要用药人参、麦冬、五味子、沙参、白术、茯苓、川贝、百部、陈皮、炙甘草。

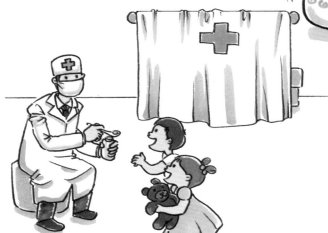

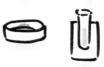
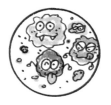

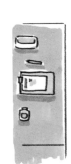
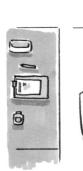

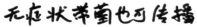
无症状带菌也可传播

【预防保健】

1. 预防原则

（1）管理传染源。

（2）切断传播途径。

（3）保护易感人群。要尽早发现、早诊断、早隔离、早报告、早治疗及早处理，以防止流行。

（4）预防接种。

2. 预防方法

（1）中医食疗

食疗方 1（板栗冬瓜饮）

板栗仁 30g，冬瓜瓤 30g，玉米须 6g，冰糖 30g。将栗仁、玉米须、冬瓜瓤同放锅内加水 500ml。煮至 250ml，再加冰糖调匀饮服。1 日 1 次，连服 10~15 天。

食疗方 2（萝卜蜂蜜饮）

白萝卜 1 个（捣烂绞汁）取汁 25ml，蜂蜜 12ml 调匀，1 次服完，1 日 1~2 次。

食疗方 3（鱼腥草苏叶绿豆粥）

鱼腥草（鲜品）50g，苏叶 15g，绿豆 60g，粳米 60g，冰糖 30g。将鱼腥草、苏叶水煎 20min 取汁，再煎 30min 共取浓汁 300ml，加适量清水和绿豆、粳米煮粥，熟时加冰糖融化调匀服食，1 日 1~2 次。

食疗方 4（芹菜饮）

芹菜（连根叶）1 把，洗净捣汁 30ml，加食盐少许，隔水蒸热，早晚各服 1 次。连服 3 日。

食疗方 5（冰糖蒸鸡胆）

冰糖 20 克，鸡苦胆 1 个。将鸡苦胆和冰糖同蒸熟，分 2 次服，1 日 1 料。

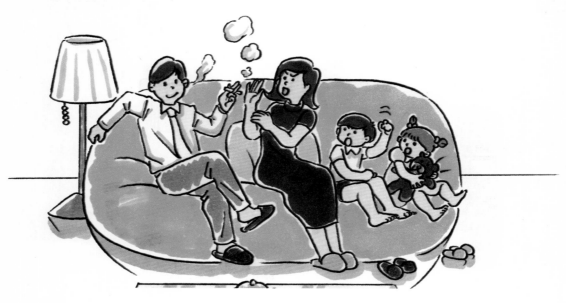

（2）手法按摩

①常用手法：患儿仰卧，家长以食、中指相叠，勾点并按揉患儿天突穴 1min。

患儿仰卧，家长以食、中、拇指挤捏膻中穴处的肌肉，反复操作，以局部发红为止。

清肺经 300 次，推天河水 100 次，退六腑 200 次。

按揉肺俞 20 次，掐揉丰隆穴 10 次。

②随证加减：初期有表症者加推攒竹 10 次，推太阳 20 次，拿风池 10 次，拿肩井 3 次；

痉挛性咳嗽期加揉鱼际 300 次，揉一窝风 200 次，顺运内八卦 100 次；

恢复期加摩中脘 5min，按揉足三里穴 1min，摩擦背部 1min。

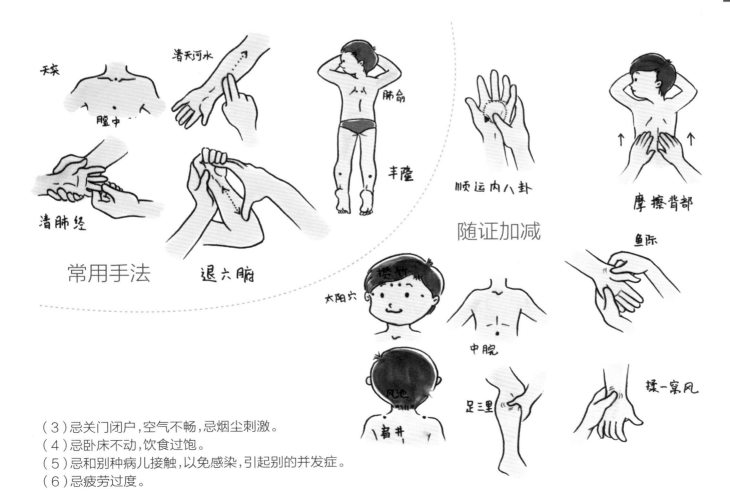

常用手法

随证加减

（3）忌关门闭户，空气不畅，忌烟尘刺激。

（4）忌卧床不动，饮食过饱。

（5）忌和别种病儿接触，以免感染，引起别的并发症。

（6）忌疲劳过度。

猩红热

【概述】

　　猩红热为 A 组溶血性链球菌感染引起的急性呼吸道传染病。中医称丹痧、烂喉痧、烂喉丹痧、疫疹、疫痧。

【临床表现】

　　起病急剧，突然高热、头痛、咽痛、恶心、呕吐等。发病初期，出疹之前即可见舌乳头红肿肥大。皮疹为猩红热最重要的症状之一，典型的皮疹为在全身皮肤充血发红的基础上散布着针帽大小，密集而均匀的点状充血性红疹，手压全部消褪，去压后复现。

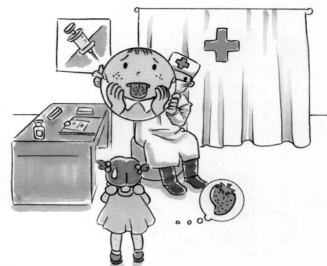

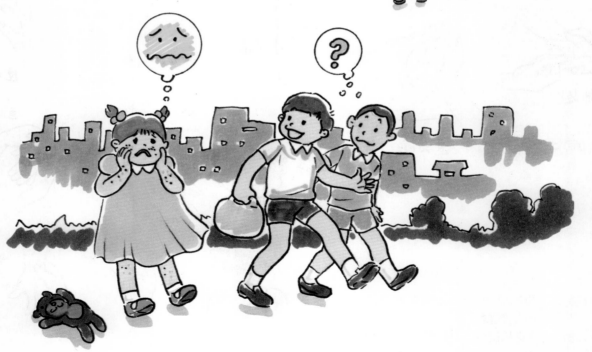

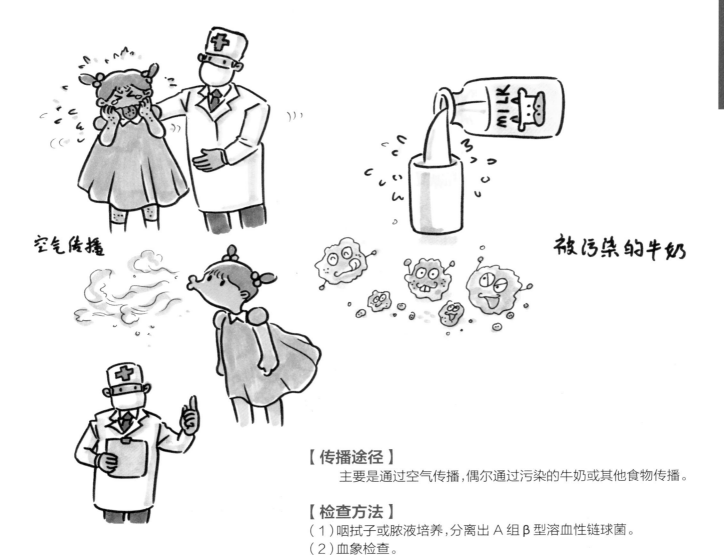

空气传播

被污染的牛奶

【传播途径】
　　主要是通过空气传播，偶尔通过污染的牛奶或其他食物传播。

【检查方法】
（1）咽拭子或脓液培养，分离出 A 组 β 型溶血性链球菌。
（2）血象检查。
（3）尿液检查。
（4）红疹褪色试验呈阳性。

【治疗手段】

1. 西医

（1）抗生素疗法。

（2）对症治疗。

2. 中医：辨证论治

邪侵肺卫

治以辛凉宣透，清热利咽。主要用药为桔梗、甘草、射干、牛蒡子、荆芥、蝉蜕、浮萍、豆豉、葛根、连翘、僵蚕等。

毒炽气营

治以清气凉营，泻火解毒。主要用药为水牛角、赤芍、丹皮、生石膏、黄连、鲜生地、鲜石斛、鲜芦根、鲜竹叶、玄参、连翘等。

疹后阴伤

治以养阴生津，清热润喉。主要用药为沙参、麦冬、玉竹、天花粉、甘草、扁豆、桑叶等。

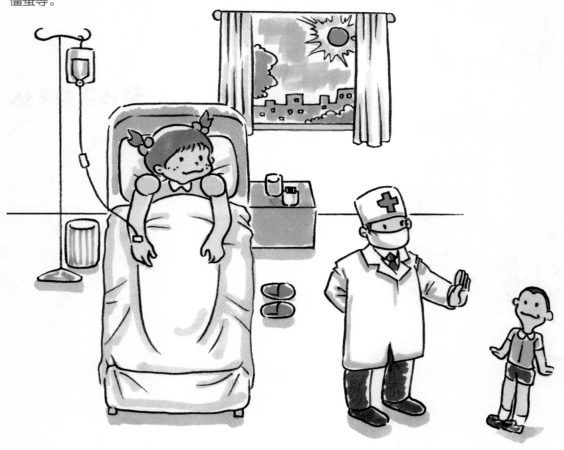

【预防保健】

1. 预防原则

（1）控制传染源。

（2）切断传播途径。

（3）保护易感人群。患儿及疑似本病者，均应隔离治疗；冬春流行季节，小儿避免到公共场所。

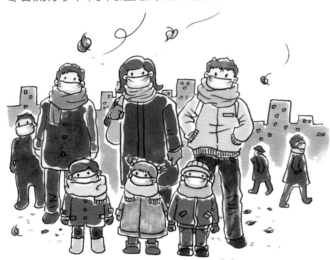

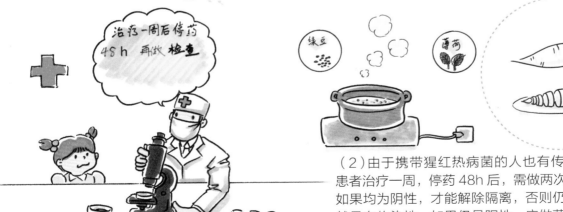

2. 预防方法

（1）中医食疗

食疗方 1（五汁饮）：梨、荸荠、藕、麦冬、芦根组成，可经常饮用。

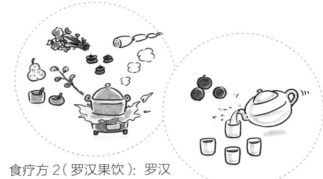

食疗方 2（罗汉果饮）：罗汉果切成片泡茶饮。

食疗方 3（绿豆薄荷汤）：取绿豆 50g，加水适量，煮熟后，取汤汁 500ml，加入薄荷 3g，煮沸 1 ~ 2min，经常饮服。

食疗方 4（生拌白萝卜）：白萝卜切块加白糖，可佐餐食用。有清热、通气、开胃作用。

（2）由于携带猩红热病菌的人也有传染性，因此，患者治疗一周，停药 48h 后，需做两次咽拭子培养，如果均为阴性，才能解除隔离，否则仍是带菌者，依然具有传染性。如果仍是阳性，应做药物敏感试验，找出对应的抗菌素，对症下药。

流行性脑脊髓膜炎

【概述】

简称流脑，是由脑膜炎双球菌引起的化脓性脑膜炎。临床以突然发热、头痛、呕吐、皮肤黏膜出现瘀点、瘀斑，脑膜刺激征为主要表现。本病相当于中医"春温""风温"范畴。

【临床表现】

1. 普通型分为三个阶段

（1）上呼吸道感染期：少数人觉咽喉疼痛，流涕等。

（2）败血症期：高热，头痛，恶心，呕吐。皮肤有"发青""发紫"的瘀点。

（3）脑膜炎期：多与败血症期症状同时出现。在前驱期症状基础上出现剧烈头痛、频繁呕吐狂躁以及脑膜刺激症状，血压可升高而脉搏减慢，重者谵妄神志障碍及抽搐。

2. 暴发型败血症（休克型）

突起高热、头痛、呕吐，精神极度萎靡。短期内全身出现广泛瘀点、瘀斑，且迅速融合成大片，皮下出血，或继以大片坏死。面色苍灰，唇周及指端紫绀，四肢厥冷，皮肤呈花纹，脉搏细速，血压下降，甚至不可测出。脑膜刺激征缺如。

3. 慢性败血症

本型不多见。多发生于成人，病程迁延数周或数月。反复出现寒颤、高热、皮肤瘀点、瘀斑。关节疼痛亦多见，发热时关节疼痛加重呈游走性。也可发生脑膜炎、全心炎或肾炎。

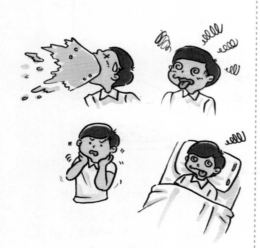

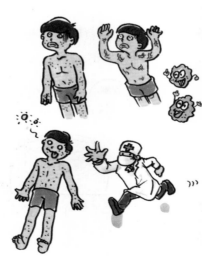

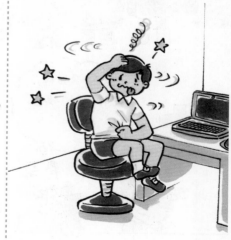

【传播途径】

飞沫传播。抵抗力低下者,细菌可从上呼吸道黏膜侵入血流,引起菌血症或败血症,其中少数可到达脑(脊)膜引起脑膜炎。

【检查方法】

(1)血象检查。
(2)脑脊液检查。
(3)病原学检查。
(4)血清学检查。

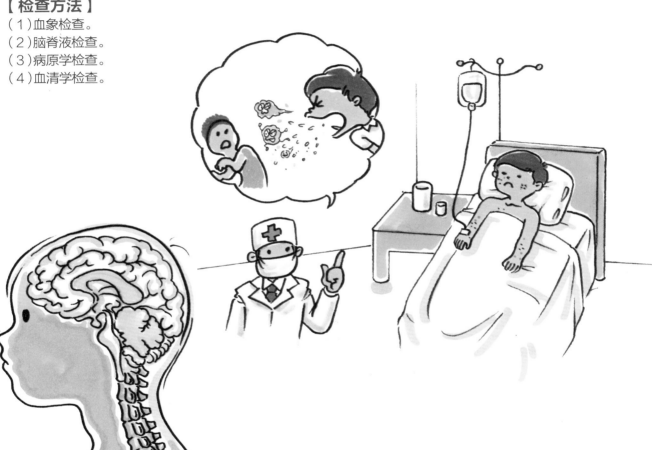

【治疗手段】

1. 西医

（1）抗菌治疗。

（2）抗休克治疗。

（3）减轻脑水肿，降低颅内压。

2. 中医：辨证论治

正虚外脱

回阳救逆，益气固脱。主要用药生脉散合参附汤，若见皮肤花纹加丹参、红花、赤芍。并可配合针刺人中、中冲、涌泉等穴。

气阴两虚

滋阴益气，兼清余热。主要用药生脉散合大补阴丸或青蒿鳖甲汤。低热不退者加地骨皮、白薇；汗出较多者加龙骨、牡蛎、浮小麦；心烦不寐者加黄连、黄芩、鸡子黄、莲子心；手足蠕动、拘急不利者加丝瓜络、木瓜、桑枝、忍冬藤。

卫气同病

清热解毒，疏表达邪。主要用药银翘散合白虎汤加减。头痛剧烈者加龙胆草、钩藤、菊花；呕吐频繁者加竹茹、半夏或用玉枢丹冲服；皮肤有出血点酌加大青叶、牡丹皮、赤芍；口渴甚加芦根、石斛、生地黄、玄参。

气营（血）两燔

清气凉营（血），泻热解毒。主要用药清瘟败毒饮加减。神昏谵语者加服安宫牛黄丸；手足抽搐者加用紫雪丹；大便秘结者，加大黄；斑疹密布者加紫草。

邪毒内闭

清热解毒，开窍息风。羚角钩藤汤合犀角地黄汤加减。同时配合安宫牛黄丸或紫雪丹。痰多者加鲜竹沥、天竹黄；牙关紧闭者加用通关散吹鼻；大便秘结者，加大黄、芒硝。本证病势危急，应配合西医抢救。

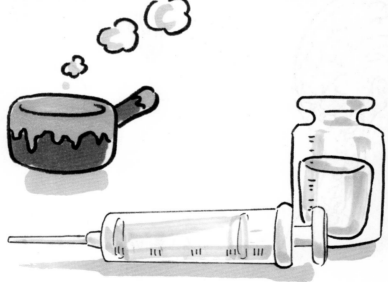

【预防保健】

1. 预防原则

（1）管理传染源。

（2）切断传播途径。

（3）保护易感人群。早确诊，早报告，就地隔离、治疗。药物预防及菌苗预防。

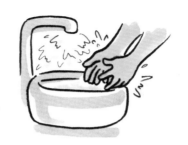
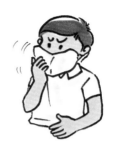

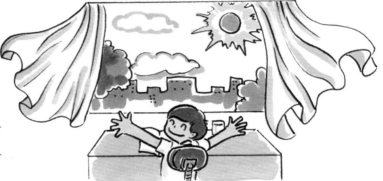

2. 预防方法

（1）养成良好的个人卫生习惯，勤洗手，打喷嚏、咳嗽时使用手帕，不直接面对他人等，可以减少传播、感染的机会。

（2）勤洗手，使用肥皂或洗手液并用流动水洗手，不用污浊的毛巾擦手。双手接触呼吸道分泌物后（如打喷嚏后）应立即洗手。

（3）不要与他人共用水杯、餐具。

（4）改善居住、工作环境的拥挤状况，并经常通风换气，特别是幼儿园、学校、工地等人群聚居地区。

（5）加强体育锻炼，增强抵抗力。

（6）针灸，常用穴：大椎、曲池；
　　　　　备用穴：足三里。

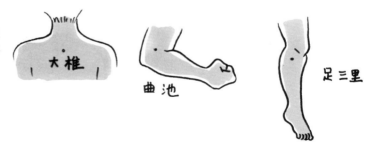

结核病

【概述】

结核病是由结核分枝杆菌引起的慢性传染病，可侵及许多脏器，以肺部结核感染最为常见。中医将本病称为"肺痨"。

【临床表现】

起病可急可缓，多为低热（午后为著）、盗汗、乏力、纳差、消瘦、女性月经失调等；呼吸道症状有咳嗽、咳痰、咯血、胸痛、不同程度胸闷或呼吸困难。

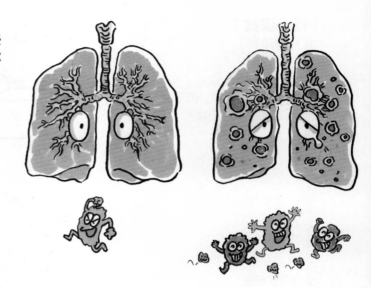

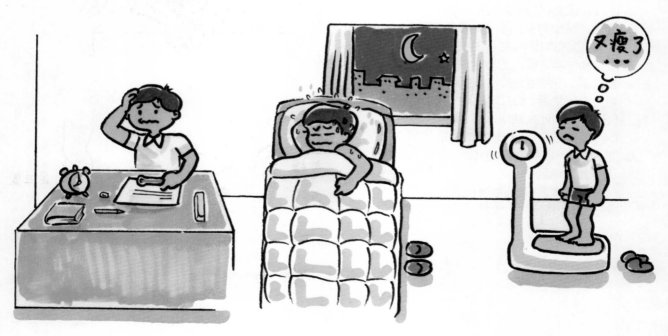

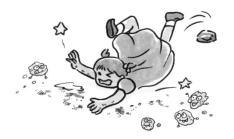

污染人型杆菌的其他食物

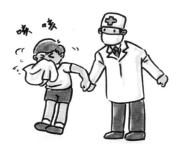

破损的皮肤接触传染

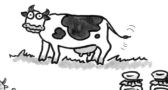

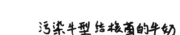

污染牛型结核菌的牛奶

【传播途径】

1. 呼吸道传染

是主要的传染途径。

2. 消化道传染

多因饮用未消毒或消毒不严的污染牛型结核杆菌的牛奶或污染人型杆菌的其他食物而得病。

3. 其他传染

偶可通过破损的皮肤、黏膜、生殖器官等接触传染。

【检查方法】

涂片检测。

X 线检查。

结核菌素试验。

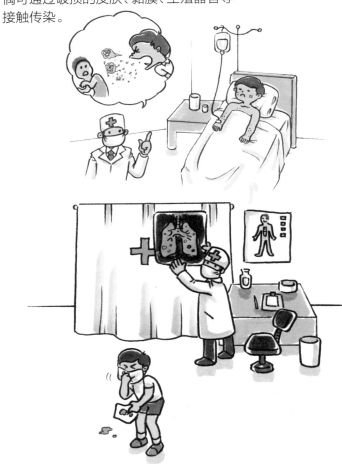

【治疗手段】

1. 西医

（1）药物治疗。

（2）手术治疗。

2. 中医：辨证论治

阴虚火旺

治以滋阴降火，养肺固金。主要用药为党参、黄精、生地、天冬、麦冬、沙参、百合、贝母、炙百部、当归、桔梗、白前、甘草等。

气阴两虚

治以益气养阴。主要用药为党参、黄芪、酸枣仁、柏子仁、麦冬、五味子、白芍、红枣、炙甘草等。

肾阴亏损，虚火亢炎

治以甘寒养阴，润燥宁咳。主要用药为阿胶、五味子、紫菀、熟地、浮小麦、麦冬、百部、海蛤壳、核桃肉、北沙参、白芍、龟板、生侧柏叶、当归、砂仁等。

【预防保健】

1. 预防原则

控制传染源，及时发现并治疗；

切断传播途径，注意开窗通风，注意消毒；

保护易感人群，接种卡介苗，注意锻炼身体，提高自身抵抗力。

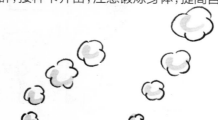

2. 预防方法

（1）中医食疗

食疗方 1（羊髓生地羹）

先将羊脊髓、生地一同放入锅内，加水煮汤至熟透，捞去药渣，再加入熟羊脂油、精盐、生姜丝、黄酒、蜂蜜等，加热至沸即成。滋阴清热，止咳化痰。

食疗方 2（银耳鸽蛋羹）

先将银耳用清水浸泡 20min 后揉碎，加水 400g，用武火煮沸后加入冰糖，文火炖烂；然后将鸽蛋打开，用文火蒸 3min，再放入炖烂的银耳羹中，煮沸即成。养阴润肺，益胃生津。

食疗方 3（胡萝卜蜂蜜汤）

将胡萝卜洗净切片，加水 350g，煮沸 20min，去渣取汁，加入蜂蜜、明矾，搅匀，再煮沸片刻即成。祛痰止咳。

食疗方 4（甲鱼滋阴汤）

将甲鱼放入沸水锅中烫死，剁去头爪；揭去硬壳，掏出内脏，洗净后切成 1cm 见方的块，与洗净的百部、地骨皮、知母、生地一同放入砂锅内，加水适量，用武火煮沸，再转用文火炖 2h，加精盐调味即成。

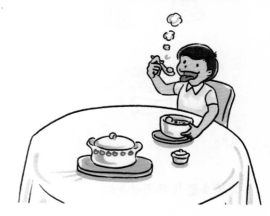

（2）及时发现结核病人和可疑症状者并及早治疗
①肺结核病人的家属及密切接触者应接受相关的检查。
②注意居住场所的通风和环境卫生。
③注意营养和休息，并适当运动。
④初生婴儿进行卡介苗预防接种。

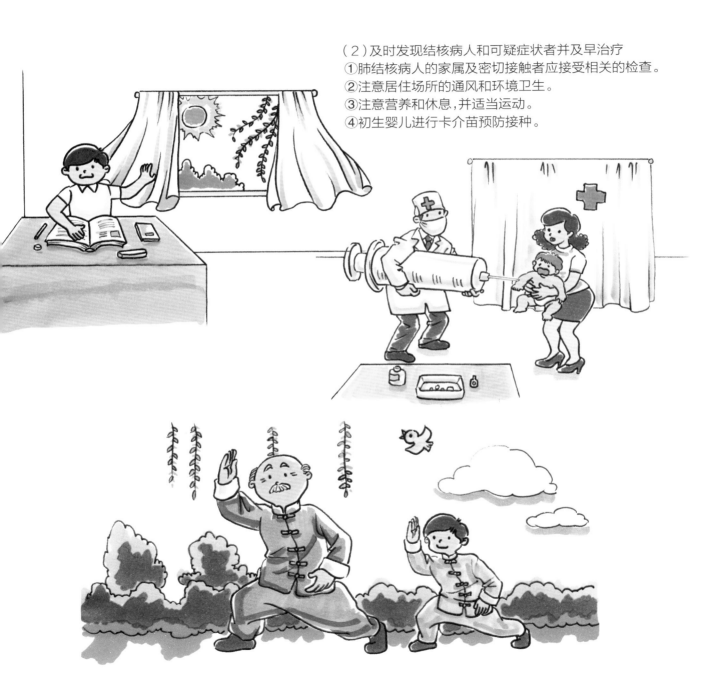

其他常见疾病

阿米巴痢疾

【概述】

　　阿米巴肠病是由于溶组织阿米巴（痢疾阿米巴）寄生于结肠内，引起阿米巴痢疾或阿米巴结肠炎。中医称为痢疾。

【临床表现】

　　以腹痛腹泻、大便次数逐渐增加、便时有不同程度的腹痛与里急后重为主要表现。

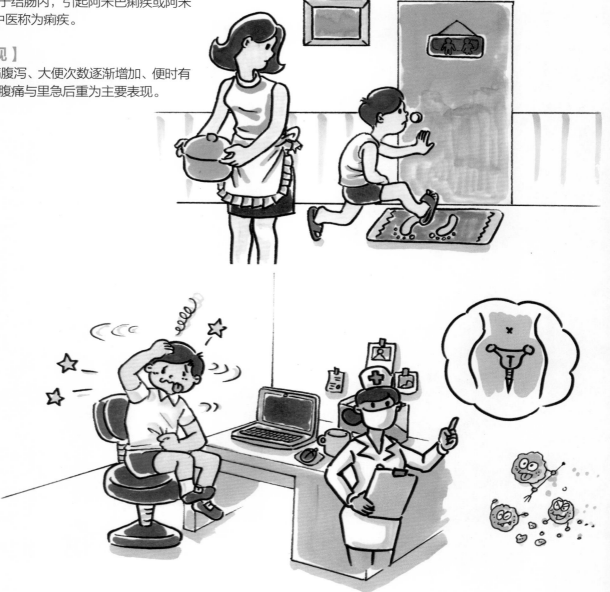

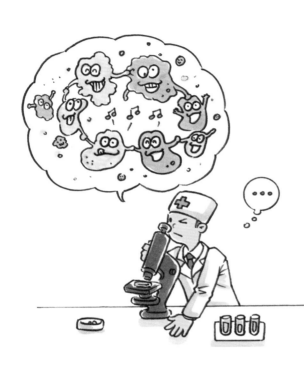

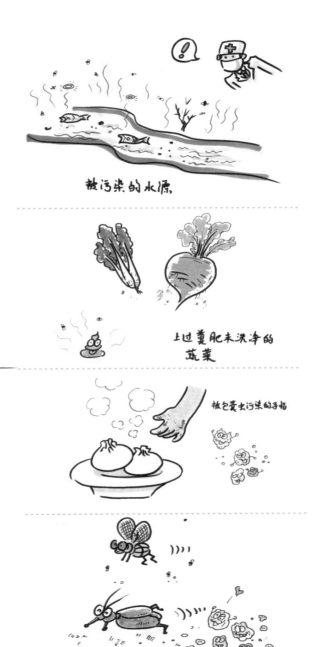

被污染的水源

上过粪肥未洗净的
蔬菜

被包囊虫污染的手指

【传播途径】

（1）包囊污染水源可造成该地区的爆发流行。

（2）在以粪便作肥料，未洗净和未煮熟的蔬菜也是重要的
传播因素。

（3）包囊污染手指、食物或用具而传播。

（4）蝇类及蟑螂都可接触粪便，体表携带和呕吐粪便，将包
囊污染食物而成为重要传播媒介。

【检查方法】

（1）粪便检查。

（2）阿米巴培养。

【治疗手段】

1. 西医

（1）病原治疗。

（2）对症疗法。

2. 中医：辨证论治

湿热痢型

治以清热化湿解毒。主要用药为葛根、甘草、黄芩、黄连、白头翁、黄柏等。

疫毒痢型

治以清热凉血解毒。主要用药为白头翁、秦皮、黄连、黄柏、地榆、赤芍等。

寒湿痢型

治以温中化湿调气。主要用药为党参、干姜、白术、炙甘草、当归、木香等。

虚寒痢型

治以益气清肠固涩。主要用药为黄芪、甘草、党参、当归、橘皮、升麻等。

休息痢型

治以温中和血通降。主要用药为人参、白术、茯苓、甘草、半夏、陈皮等。

噤口痢型

治以清热和胃降浊。主要用药为人参、黄连、石菖蒲、丹参、石莲子、茯苓等。

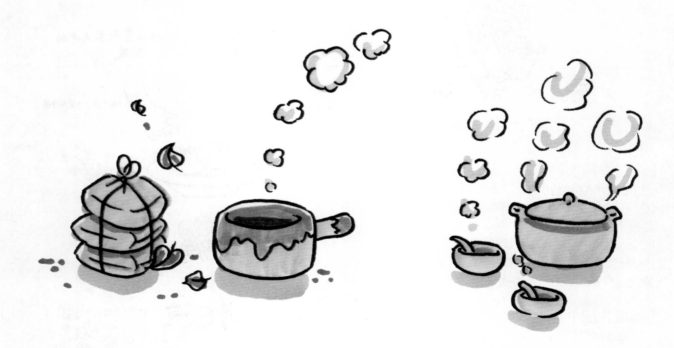

【预防保健】

1. 预防原则

（1）管理传染源。

（2）切断传播途径。

（3）保护易感人群。注意饮食卫生，防止病从口入。消灭苍蝇和蟑螂等媒介昆虫。

2. 预防方法

（1）中医食疗

食疗方 1

白头翁取根茎每日 15～30g，水煎，分 3 次服。7～10 天为一疗程，或入煎剂用。

食疗方 2

紫皮大蒜，1 日 1 枚（约 6g），10 日为一疗程。

食疗方 3

石榴皮干品 60g，加水 200ml，煎成 100ml，过滤去渣即成 60%石榴皮煎剂。成人每次 20ml，每日服三次。

食疗方 4

马齿苋粥，鲜马齿苋 60g，粳米 100g，加水煮粥，白糖调味后服用。

（2）秋季养生贵在养阴防燥。秋季阳气渐收，阴气生长，故保养体内阴气成为首要任务，而养阴的关键在于防燥，这一原则应具体贯彻到生活的各个方面。

①保养肠胃，保持乐观情绪。

②调节饮食可以多吃些滋阴润燥的食物，避免燥邪伤害；少吃辛辣，防止其侵蚀胃黏膜和溃疡面而加重病情。秋季气候干燥，容易导致便秘，应该多吃水果补充水分。

③秋季胃肠疾病易发，注意做好日常的预防，调理饮食，避免胃肠疾病发生。

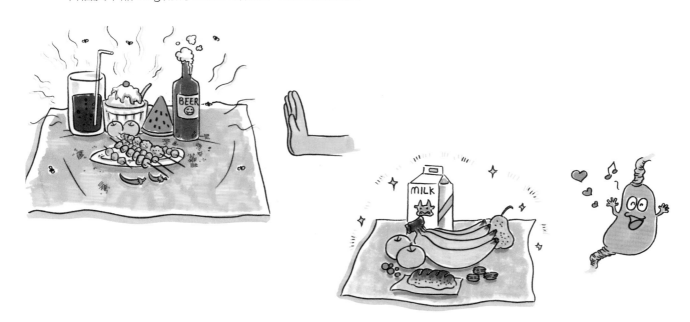

疟疾

【概述】

疟疾是经按蚊叮咬或输入带疟原虫者的血液感染疟原虫所引起的虫媒传染。中医称为正疟、温疟。

【临床表现】

典型的周期性寒战、发热、出汗可初步诊断。不规律发热，而伴脾、肝肿大及贫血，应想到疟疾的可能。凶险型多发生在流行期中，多急起，高热寒战，昏迷与抽搐等。流行区婴幼儿突然高热、寒战、昏迷，也应考虑本病。

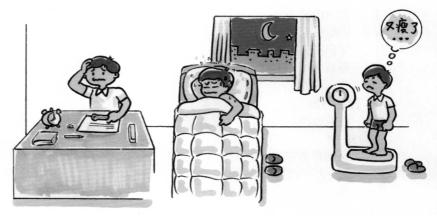

【传播途径】

疟疾的自然传播媒介是按蚊。按蚊的种类很多，可传播人疟的有 60 余种。据其吸血习性、数量、寿命及对疟原虫的感受性，我国公认中华按蚊、巴拉巴蚊、麦赛按蚊、雷氏按蚊、微小按蚊、日月潭按蚊及萨氏按蚊等七种为主要传疟媒介按蚊。人被有传染性的雌性按蚊叮咬后即可受染。

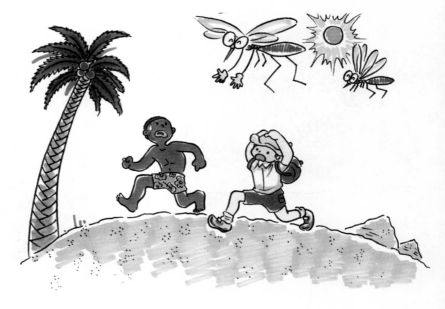

【 检查方法 】

（1）白细胞总数减少。

（2）血液涂片找到疟原虫。

（3）流行病学调查或了解供血人带虫情况时，可用间接荧光抗体、间接血凝、酶联免疫吸附试验做检查。

【 治疗手段 】

1. 西医

疟疾治疗以抗疟药为主。

2. 中医：辨证论治

正疟

治以祛邪截疟，和解表里。方药：柴胡截疟饮，主要用药为常山、槟榔、乌梅、葛根、石斛、苍术、厚朴、青皮等。

温疟

治以清热解表，和解祛邪。方药：白虎加桂枝汤，主要用药为桂枝、白虎、青蒿、柴胡、生地、麦冬、石斛等。

寒疟

治以和解表里，散结软坚。方药：柴胡桂枝干姜汤。主要用药为柴胡、黄芩、桂枝、干姜、甘草温、天花粉、牡蛎。

热瘴

治以解毒除瘴，清热保津。方药：青蒿素合清瘴汤。主要用药为青蒿素、黄连、黄芩、知母、柴胡、半夏、茯苓、陈皮、竹茹、枳实、滑石、甘草、辰砂等。

冷瘴

治以解毒除瘴，芳化湿浊。方药：青蒿素合不换金正气散。主要用药为苍术、厚朴、陈皮、甘草、藿香、半夏、佩兰、荷叶、槟榔、草果、菖蒲等。

劳疟

治以益气养血，扶正祛邪。方药：何人饮。主要用药为人参、制何首乌、当归、陈皮、生姜、黄芪、白术、枸杞等。

疟母

治以软坚散结，祛瘀化痰。方药：鳖甲煎丸。主要用药为鳖甲、桃仁、柴胡、蛴螬、黄芩、大黄等。

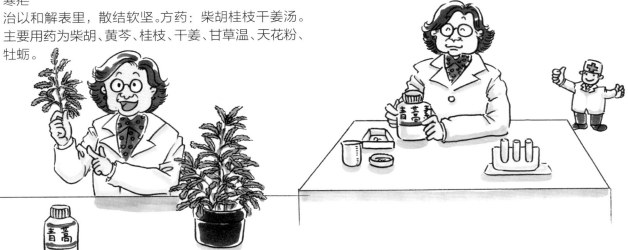

【预防保健】

1. 预防原则

（1）管理传染源。

（2）切断传播途径。

（3）保护易感人群。要控制和预防疟疾，必须认真贯彻预防为主的卫生工作方针。

2. 预防方法

（1）中医食疗

食疗方 1

蜈蚣研成细末，泡水代茶饮。治诸疟。

食疗方 2

猪胰子 300g，吴茱萸 6g，高良姜 6g，胡椒 6g，盐 1g。将猪胰切为细丝煮烂，将吴茱萸、良姜研为细末，与猪胰一同蒸为羹，加入少许食盐。具温里截疟功效。

食疗方 3

青蒿 30g，粳米 50g，白砂糖 30g，将青蒿干品加适量的水，先煮药汁，去渣，取青蒿汁煮粳米粥即可。适用于表证、里证的外感发热，对阴虚发热、恶性疟疾发的热等，都有较好的退烧效果。

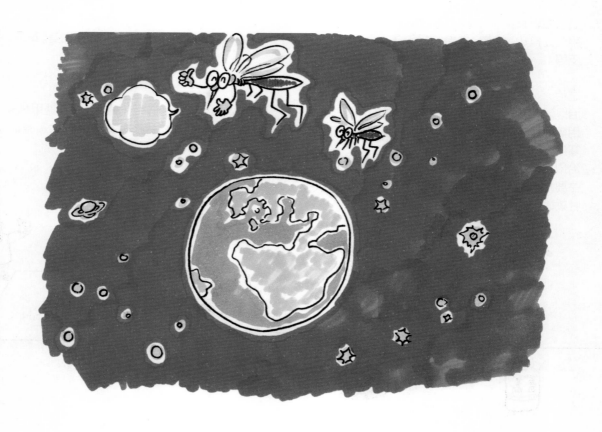

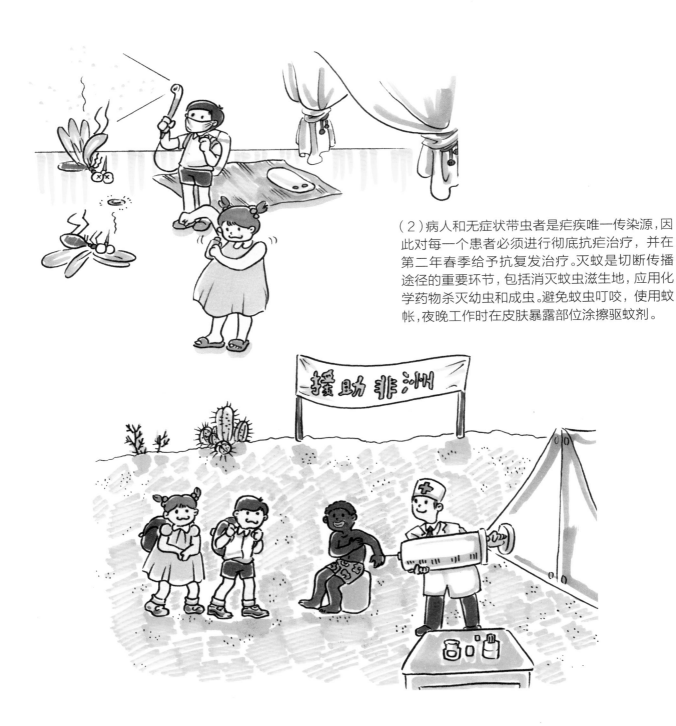

（2）病人和无症状带虫者是疟疾唯一传染源，因此对每一个患者必须进行彻底抗疟治疗，并在第二年春季给予抗复发治疗。灭蚊是切断传播途径的重要环节，包括消灭蚊虫滋生地，应用化学药物杀灭幼虫和成虫。避免蚊虫叮咬，使用蚊帐，夜晚工作时在皮肤暴露部位涂擦驱蚊剂。

淋病

【概述】

淋病是淋病奈瑟菌（简称淋球菌）引起的以泌尿生殖系统化脓性感染为主要表现的性传播疾病。其发病率居我国性传播疾病第二位。淋球菌为革兰阴性双球菌，离开人体不易生存，一般消毒剂容易将其杀灭。淋病多发生于性活跃的青年男女。

【临床表现】

1. 无合并症的淋病

（1）男性淋病

①男性急性淋病：潜伏期一般为 2~10 天，平均 3~5 天。开始尿道口灼痒、红肿及外翻。排尿时灼痛，伴尿频，尿道口有少量黏液性分泌物。3~4 天后，尿道黏膜上皮发生多数局灶性坏死，产生大量脓性分泌物，排尿时刺痛，龟头及包皮红肿显著。尿道中可见淋丝或血液，晨起时尿道口可结脓痂。伴轻重不等的全身症状。

②男性慢性淋病：一般多无明显症状，当机体抵抗力减低，如过度疲劳、饮酒、性交时，即又出现尿道炎症状，但较急性期炎症轻，尿道分泌物少而稀薄，仅于晨间在尿道口有脓痂黏附，即"糊口"现象。

（2）女性淋病

①女性急性淋病：感染后开始症状轻微或无症状，一般经 3~5 天的潜伏期后，相继出现尿道炎、宫颈炎、尿道旁腺炎、前庭大腺炎及直肠炎等，其中以宫颈炎最常见。70% 的女性淋病患者存在尿道感染。淋菌性宫颈炎常见，多与尿道炎同时出现。

②女性慢性淋病：急性淋病如未充分治疗可转为慢性。表现为下腹坠胀、腰酸背痛、白带较多等。

③妊娠合并淋病多无临床症状。

④幼女淋菌性外阴阴道炎。

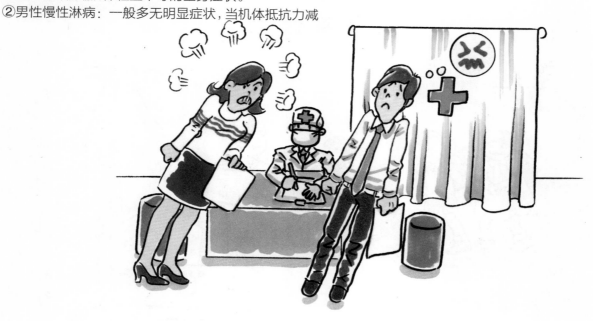

2. 有合并症的淋病

（1）男性淋病的合并症

①前列腺炎和精囊炎；

②附睾炎与尿道球腺炎；

③淋菌性包皮龟头炎；

④腺性尿道炎、潴留囊肿、淋巴管炎、淋巴结炎及包皮腺脓肿。

（2）女性淋病的合并症

①淋菌性前庭大腺炎；

②淋菌性尿道旁腺炎；

③淋菌性肛周炎；

④淋菌性盆腔炎性疾病。

3. 泌尿生殖器外的淋病

（1）淋菌性结膜炎；

（2）淋菌性咽炎；

（3）淋菌性直肠炎。

4. 播散性淋病

即播散性淋球菌感染，罕见。出现低中度发热，体温多在 39℃以下，可伴乏力、食欲下降等其他症状。可出现心血管、神经系统受累的表现。

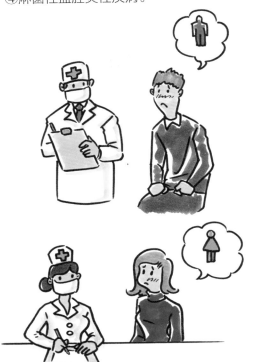

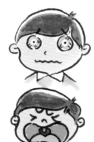

其他合并症

淋菌性结膜炎

淋菌性咽炎

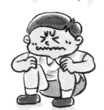

淋菌性直肠炎

【传播途径】

（1）直接性接触传染。

（2）间接接触传染。

（3）血源性传染。

（4）胎盘感染。

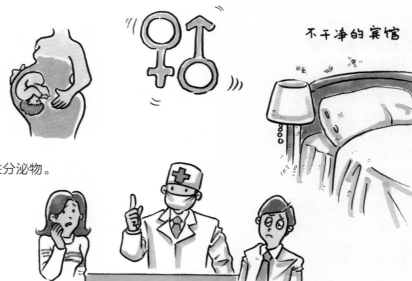

4.【检查方法】

（1）生殖器检查尿道口有黏液性或脓性分泌物。

（2）分泌物涂片细菌学检查。

（3）分泌物细菌培养。

5.【治疗手段】

1. 西医

（1）一般疗法

①未治愈前禁止性行为。

②注意休息，有合并症者须维持水、电解质、碳水化合物的平衡。

③注意阴部局部卫生。

（2）全身疗法

①青霉素类。

②β内酰胺酶抑制剂。

③氨基糖甙类和氨基环状糖醇类。

④头孢菌素类。

2. 中医治疗

肾阴亏虚型淋病的治法：滋阴清热补虚。

外感邪毒型淋病的治法：清热解毒通淋。

湿热下注型淋病的治法：解毒除湿，通便泌浊。

肾阳虚衰型淋病的治法：补肾壮阳，通淋泌浊。

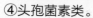

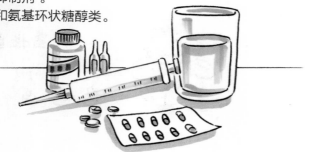

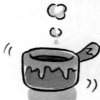

【预防保健】

1. 预防原则

管理传染源，切断传播途径，保护易感人群和及时上报疫情。

2. 预防方法

（1）宣传性传播疾病知识，提倡高尚的道德情操，严禁嫖娼卖淫。

（2）使用安全套，可降低淋球菌感染发病率。

（3）预防性使用抗生素可减少感染的危险，可在性交前后各服用氟哌酸或阿莫西林，可有效的预防性病的感染。

（4）性伴同时治疗。

（5）30天内接触过患者的性伴侣应做淋菌检查，并进行预防性治疗。性伴同时治疗。

（6）注意个人卫生和隔离，不与家人同床同浴。

（7）执行新生儿硝酸银溶液和其他抗生素滴眼液的制度。

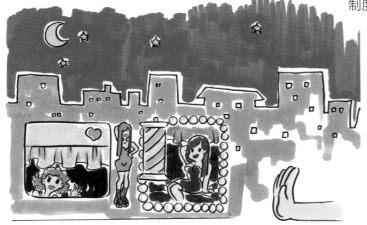

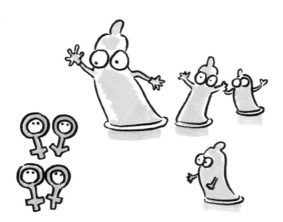

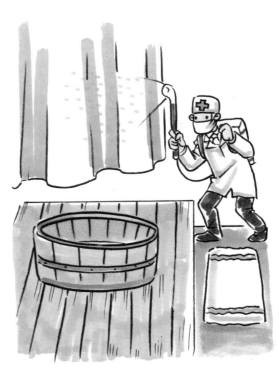

梅毒

【概述】

　　梅毒是一种全身性慢性传染病，梅毒、结核、麻风并列为世界三大慢性传染病。是由苍白螺旋体引起的传染病。主要通过性交传染，是性传播疾病。分3期：一期梅毒，二期梅毒，三期梅毒。

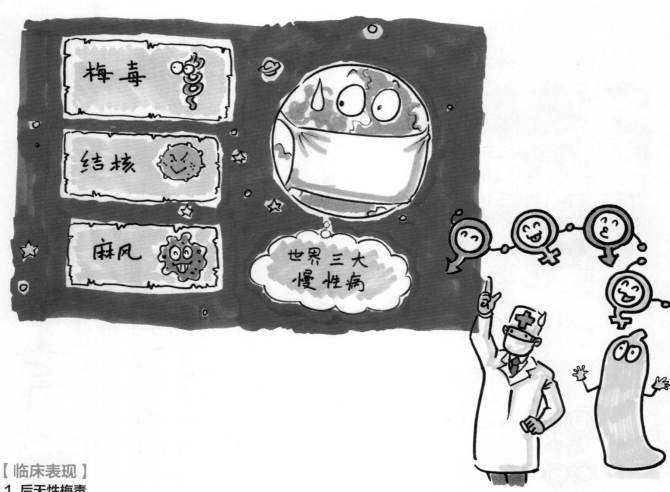

【临床表现】

1. 后天性梅毒

　　分早期梅毒和晚期梅毒。早期梅毒的病期在感染后两年以内，包括一期梅毒和二期梅毒，晚期梅毒的病期在感染后两年以上，即三期梅毒。

（1）一期梅毒

发生在感染后 3 周（10~30日之间）。在感染处出现一个硬的、无痛性的圆形结节。开始潮红、湿润，渐渐破溃、糜烂，形成溃疡，即一期梅毒硬下疳。

（2）二期梅毒

未得到治疗的患者，一般于感染后 6 周~6 个月可发生二期梅毒。约 70% 的患者表现有皮疹，叫梅毒疹。梅毒疹可有多种不同表现，一般分布对称广泛，无痒感。

①斑疹型梅毒疹（玫瑰疹）。这是最初出现的梅毒疹，为红色、棕色或色素沉着玫瑰疹，多先在躯干开始发生。其后发展到四肢、手掌及足底等。

②丘疹型梅毒疹。好发于躯干、臀部、小腿、手掌、足底和面部等处。可表现有斑丘疹、丘疹、丘疹鳞屑性、环状、牛皮癣样等损害。

③扁平湿疣。这是发生于外生殖器部、肛门周围等皮肤皱褶和潮湿部位的丘疹。损害表现为光滑、肥厚、扁平，表面覆有灰色薄膜，内含有大量梅毒螺旋体。扁平湿疣的传染性比其他二期梅毒疹更大。

④约 30% 的患者有口腔黏膜损害，叫黏膜斑。损害表面覆有灰色薄膜，内含有大量梅毒螺旋体。

（3）三期梅毒

出现于感染后两年以上。主要有如下几种：

①晚期良性梅毒。其基本损害为树胶肿，皮肤损害表现有真皮或皮下结节，溃疡性结节和树胶肿。结节常发生于面部、躯干和四肢，呈群集分布不对称，无痛性，进展缓慢，逐渐发生溃疡。

②心血管梅毒。可有主动脉炎、主动脉瓣闭锁不全、主动脉瘤等。

③神经梅毒。可有脊髓痨、麻痹性痴呆、视神经萎缩等。

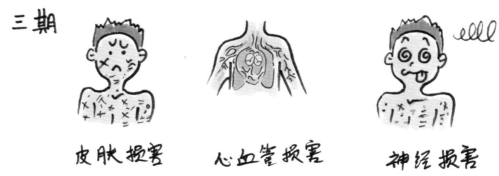

皮肤损害　　心血管损害　　神经损害

2. 先天性梅毒

先天性梅毒是由母体通过胎盘传给胎儿，常引起早产和死胎。

（1）早期先天性梅毒。症状发生在两岁以内者。主要表现有鼻炎，此外还可表现有咽炎、消瘦、失眠、淋巴结和肝脾肿大、骨软骨炎、假性瘫痪等。皮肤黏膜损害表现有丘疹鳞屑性或瘢痕性皮疹、扁平湿疣、黏膜斑等。

（2）晚期先天性梅毒。症状发生在两岁以上者。表现有实质性角膜炎、马鞍鼻、马刀胫、梅毒齿（Hutchinson）、神经性耳聋等。其他一般与三期后天梅毒相似。

（3）潜伏梅毒（隐性梅毒）。未得到治疗的二期梅毒，其症状体征往往能自然消退而进入无症状期，称为潜伏期。

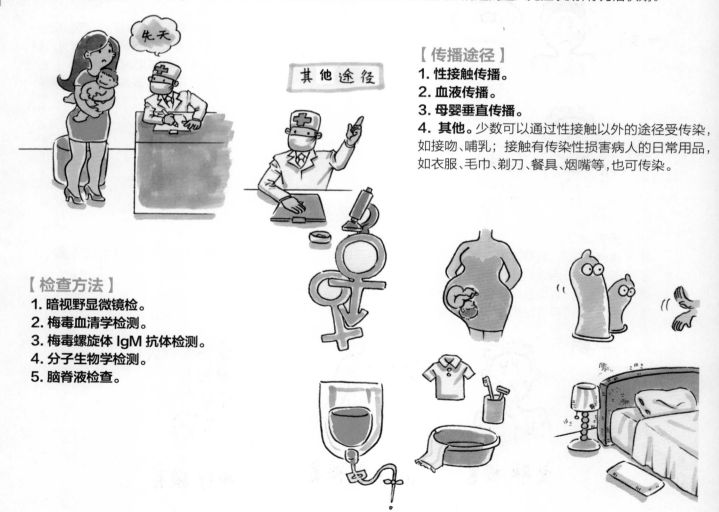

【传播途径】

1. 性接触传播。

2. 血液传播。

3. 母婴垂直传播。

4. 其他。少数可以通过性接触以外的途径受传染，如接吻、哺乳；接触有传染性损害病人的日常用品，如衣服、毛巾、剃刀、餐具、烟嘴等，也可传染。

【检查方法】

1. 暗视野显微镜检。

2. 梅毒血清学检测。

3. 梅毒螺旋体 IgM 抗体检测。

4. 分子生物学检测。

5. 脑脊液检查。

【治疗手段】

1. 西医

　　梅毒的治疗现在主要以西药为主。自从青霉素用于治疗梅毒有奇效之后，中药基本不再作为主要医疗手段，只是起辅助作用。

2. 中医

（1）肝经湿热证

清热利湿，解毒驱梅。龙胆泻肝汤酌加土茯苓、虎杖。

（2）血热蕴毒证

凉血解毒，泻热散瘀。清营汤合桃红四物汤加减。

（3）毒结筋骨证

活血解毒，通络止痛。五虎汤加减。

（4）肝肾亏损证

滋补肝肾，填髓息风。地黄饮子加减。

（5）心肾亏虚证

养心补肾，祛瘀通阳。苓桂术甘汤加减。

【预防保健】

1. 预防原则

　　管理传染源，切断传播途径，保护易感人群和及时上报疫情。

2. 预防方法

（1）养成良好的卫生习惯。

（2）在婚前进行必要的梅毒检查。

（3）杜绝不洁性交。

（4）梅毒患者与家人分开生活用具。

（5）男性朋友应该使用避孕套。

（6）对于使用的注射器等一次性用品也要重视。

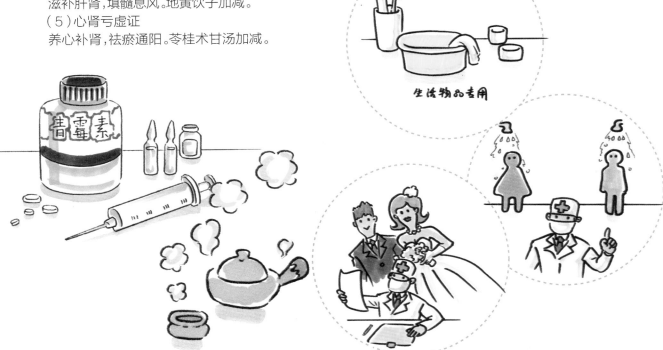

生活物品专用

手卫生

手卫生

【概述】

世界卫生组织在 2005 年倡导世界各国从 2008 年起，每年 10 月 15 日开展用肥皂洗手的活动，呼吁全世界通过"洗手"这个简单但重要的动作，加强卫生意识，防止感染到传染病。

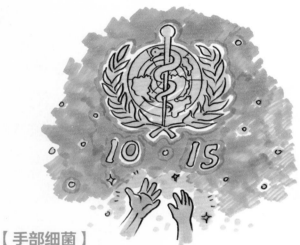

【手部细菌】

手部皮肤所带细菌分为两大类：常居菌、暂居菌。

常居菌是指可在皮肤的深层长期生长繁殖，并可重复分离到的细菌，其种类随气候、年龄、健康状态、个人卫生、身体的部位不同而异。其中有 10%~20% 长期定植于皮肤的深层，生活在毛囊孔和皮脂腺开口处，一般的肥皂搓擦不易将它们去除干净，只有用化学消毒剂，才能将其杀死或抑制。常见的有葡萄球菌、棒状杆菌、丙酸杆菌、白假丝酵母菌等非致病菌。

暂居菌一般来源于环境，它的组成往往与所从事的工作有关。暂居菌大部分易于用机械（冲洗）或普通肥皂洗手、化学（消毒）方法去除。

常居菌和暂居菌可以互相转化。常居菌可以通过皮肤脱屑及出汗等途径转化为暂居菌，暂居菌可通过长期皮肤污染，而进入毛囊、汗腺和皮脂腺内，变成常居菌。通过手卫生可使皮肤菌群发生改变。加强手部皮肤的清洗消毒技术可以达到最大限度地减少常居菌，消除暂居菌的目的。

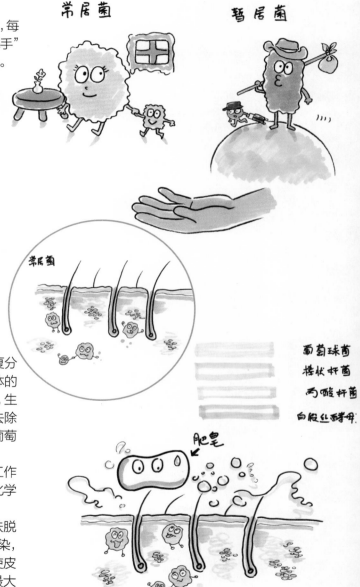

【手卫生目的】

中国有句话叫："上医治未病"，意思是医术高明的医生重在疾病的预防，手卫生的重要性也正是这个道理。不会正确洗手，健康知晓率低，究其根源，是"重治疗、轻预防"的传统观念在作怪。长期以来，国内普遍存在预防意识淡薄，"头痛医头、脚痛医脚"，重视打针输液、动手术等治疗行为，轻视"如何正确洗手"此类简单实用的防病常识。正确地洗手，虽然治不好病，但是可以防病。威胁国民健康的不是病因，而是健康危险因素。如果只停留在控制疾病的思维里，就无法应对如今感染性疾病及不明原因感染。

【手卫生时间】

六大顺序要记牢：接、触、打、饭、外、带。

接：在接触他人、公共设施如扶手、门把手、电梯按
　　钮、公共电话等之后。

触：触摸眼、口、鼻前。

打：打喷嚏或咳嗽后。

饭：饭前便后。

外：外出回家后。

带：戴口罩前及摘口罩后。

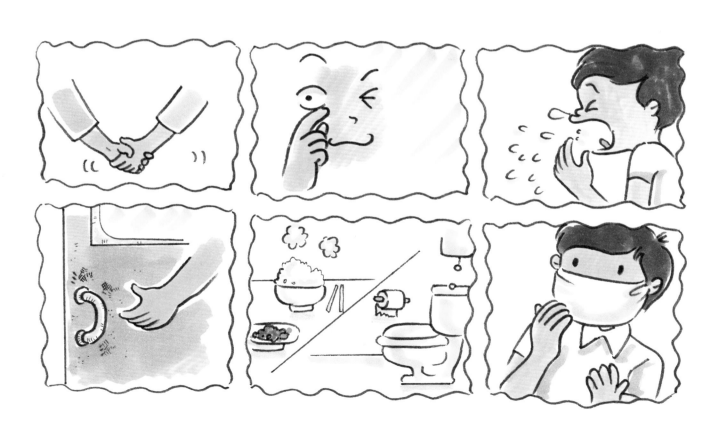

【手卫生方法】

　　手卫生有两种方法，一种是使用流动水、洗手液洗手，另一种是使用专门用于杀灭双手病原菌的速干手消毒剂揉搓手。

二种方法

1. 七步揉搓法

　　内、外、夹、弓、大、立、腕，确保对掌心、手背、指缝、指关节、大拇指、指尖，双手所有部位无遗漏地揉搓，以彻底清除或杀灭双手表面的病原菌。

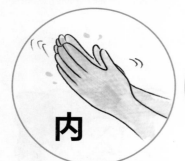

内：掌心相对，手指并拢，相互揉搓。

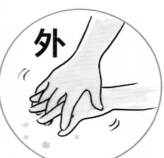

外：手心对手背沿指缝相互揉搓，交换进行。

夹：掌心相对，双手交叉指缝相互揉搓。

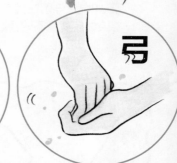

弓：弯曲手指关节在另一手掌心旋转揉搓，交换进行。

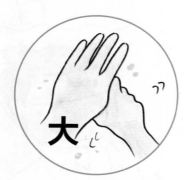

大：右手握住左手大拇指旋转揉搓，交换进行。

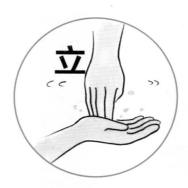

立：五指并拢指尖放在另一手掌心旋转揉搓，交换进行。

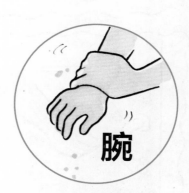

腕：手腕有污染时，增加对手腕的旋转揉搓。

2. 洗手六六大顺要记牢：湿、压、抹、搓、冲、擦。

湿：使用流动水把双手淋湿。

压：按压到底洗手液取液泵一次，一只手手心取约 2ml 洗手液。

抹：将洗手液均匀抹满双手，避免揉搓过程中四处飞溅或双手各个部位涂抹不均，影响洗手效果。

搓：参见手卫生揉搓七字要诀，整个揉搓时间 15~30s。

冲：用清水把手的洗手液彻底冲洗干净。

擦：使用干手纸巾擦干双手，家里则可以使用干净的毛巾。

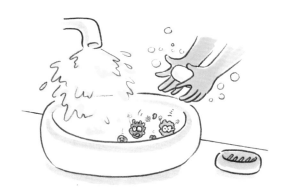

3. 速干手消毒剂揉搓手记住三字经：压、抹、搓。

洗手不便时，使用速干手消毒剂揉搓手同样有效！但双手有污垢或使用洗手间后，应选择洗手。

压：按压到底速干手消毒剂取液泵一次，一只手手心取约 2ml 速干手消毒剂。

抹：将速干手消毒剂均匀抹满双手，避免揉搓过程中四处飞溅或双手各个部位涂抹不均，影响手消毒效果。

搓：见手卫生揉搓七字要诀，不同品牌速干手消毒剂揉搓时间不等，揉搓至双手干燥即可。

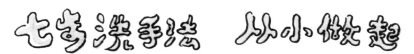

七步洗手法　从小做起

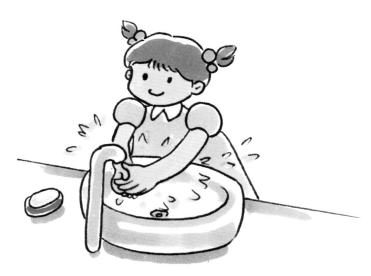

防治传染性疾病
的常用中药

防治传染病的常用中药

概述

目前已知能抑制流感病毒的中药有74种,如麻黄、桂枝、葛根、柴胡、藿香、贯众、川芎、黄精、鱼腥草、蚤休、甘草、虎杖等。

抑制疱疹病毒的中药有33种,如黄芪、夏枯草、大黄、石韦、天花粉、怀牛膝、苍耳子、西洋参等。

抑制柯萨奇病毒的中药有20种,如山豆根、败酱草、乌药、仙灵脾、苦参等。

抑制肝炎病毒的中药有14种,如紫草、姜黄、桑寄生、黄柏等。

抑制乙脑病毒的中药有11种,如牛黄、刺五加、大青叶等。

抑制艾滋病(人类免疫缺陷病毒)的中药有8种,如黄芪、苦瓜、天花粉、槟榔、甘草等。

经研究证实,能抑制3种病毒的有黄芩、黄连、银花、连翘、鱼腥草、紫草、贯众、艾叶、败酱草、黄芪、甘草、仙灵脾、金樱子、蜂胶、乌药、青木香、虎杖、海藻、丝瓜藤、石榴皮等,以及较少用的白屈菜、鸡血七、空心苋、棉子、红药子、珠子草等。临床治疗病毒性感染使用中成药已极为普遍。如午时茶、川芎茶调散治疗风寒感冒;藿香正气片(丸、软胶囊)、正气片治疗感冒及肠道病毒引起的腹泻;防风通圣丸治疗感冒及单纯疱疹;板蓝根冲剂(颗粒剂)治疗风热型感冒、腮腺炎、肝炎、麻疹等病毒感染;抗病毒口服液治疗风热型感冒、腮腺炎及各种病毒感染;纯阳正气丸可治疗暑天感冒;小柴胡冲剂、柴胡口服液(注射液)、正柴胡饮冲剂等可治疗流行性感冒;鱼腥草注射液治疗流行性感冒、单纯疱疹、病毒性心肌炎等;复方大青叶合剂治疗流行性感冒、乙脑;复方黄芩片、黄芩苷片治疗流行性感冒、肝炎;黄连上清丸(片)治疗口腔炎等。

病毒和细菌合并感染临床上较为多见,尤其是上呼吸道感染。上述抗病毒单味中药中,兼有抗细菌作用的约占70%。可选用感冒退热冲剂、羚羊感冒片、银黄含片、银黄注射液、银翘解毒丸、双黄连口服液等。日常预防病毒感染,可选用玉屏风丸(冲剂)、生脉饮(注射液)、补中益气丸(合剂)、刺五加片(糖浆)等,有增加人体免疫功能的效应。

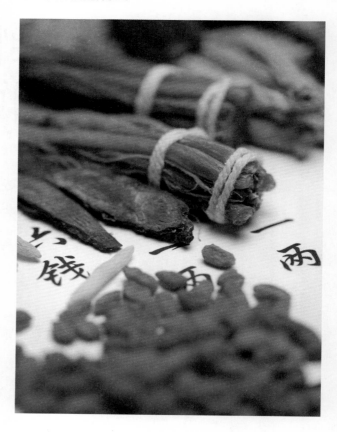

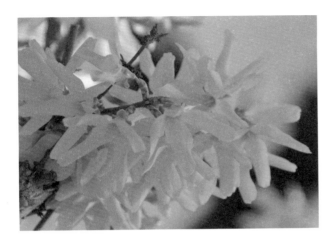

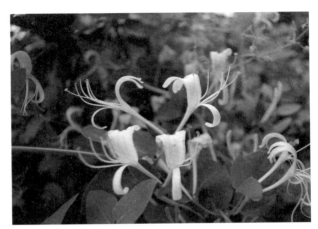

连翘

别名：青壳、连乔、老翘。

来源：为木犀科多年生落叶灌木连翘的干燥近成熟果实（青壳）和成熟后的果壳（老翘）。

主要成分：含连翘酚、齐墩果酸，以及一种甾醇化合物并含有大量维生素P。

药理作用：

（1）抗菌。有效成分为连翘酚。对金黄色葡萄球菌和志贺氏痢疾杆菌的抗菌效力最大。对溶血性链球菌、肺炎双球菌、伤寒杆菌等亦有较强的抗菌作用。对结核杆菌的生长也有显著的抑制作用。对小白鼠实验性结核病有疗效。

（2）抗病毒，对流感病毒有抑制作用。

炮制：生用。

性味：苦、微寒。

归经：入心、小肠经。

功能：清心解热，消肿散结，利尿。

主治：外感风热，急性热病初起。烦热神昏，痈肿疮毒，瘰疬等症。

金银花

别名：金银花、双花、二花、忍冬花、二宝花。

来源：为忍冬科多年生常绿缠绕灌木忍冬山银花以及同属多种植物忍冬的干燥花蕾。多为栽培，也有野生。

主要成分：含肌醇、木犀草素、绿原酸、鞣质等。

药理作用：

（1）抗菌。体外试验对金黄色葡萄球菌、溶血性链球菌、痢疾杆菌、伤寒杆菌、脑膜炎双球菌、肺炎双球菌等有抑菌作用；金银花酒精浸剂在1：1,000,000浓度下对结核菌有抑菌作用，单味金银花对小白鼠实验结核病有疗效。总的来说，金银花为作用较强的广谱抗菌中药。

（2）抗病毒。用鸡胚法以体内直接试验和体内预防作用方法筛选，发现金银花有抗流感病毒的作用。

（3）抗真菌。体外试验，金银花的水浸剂对铁锈色小芽胞癣菌等皮肤真菌有抑制作用。

炮制：生用，或炒炭用。

性味：甘寒。

归经：入肺、心、胃经。

功能：清热解毒。炒炭凉血止血。

主治：外感风热，急性热病，痈肿疮毒热毒血痢。

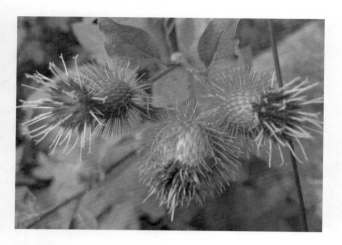

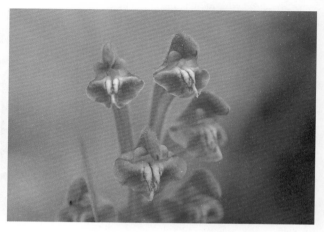

牛蒡子

别名：牛子、大力子、鼠黏子。

来源：为菊科二年生草本牛蒡的成熟果实。

主要成分：含牛蒡甙，又含脂肪油 20% ~ 30%。

药理作用：抗菌；牛蒡子煎剂对肺炎双球菌等有较显著的抗菌作用。

炮制：炒用。

性味：辛、苦、寒。

归经：入肺、胃经。

功能：散风热，宣肺，透疹解毒。

主治：感冒风热，咳嗽，咽喉肿痛，斑疹不透，痈肿疮毒。

黄芩

别名：黄金茶根。

来源：为唇形科植物黄芩撞去外皮的干燥根。

主要成分：含黄芩甙、黄芩素、汉芩素、B- 谷甾醇、汉黄芩甙、黄芩新素。

药理作用：

（1）抗菌。体外试验黄芩对痢疾杆菌、伤寒杆菌、绿脓杆菌、葡萄球菌、溶血性链球菌、肺炎双球菌等有较强的抗菌作用，有效成分为黄芩。

（2）抗病毒。黄芩对甲型流行性感冒病毒 PR_3 有抑制作用。又发现动物（鼠）感染流感后，黄芩可有一定治疗作用。

（3）抗真菌。体外试验黄芩煎剂对多种皮肤真菌（如腹股沟表皮癣菌）有不同程度的抑制作用。

炮制：切片生用、酒炒、炒炭。

性味：苦寒。

归经：入肺、脾、胆、大小肠径。

功能：清热燥湿，止血安胎。

主治：肺热咳嗽，血热妄行，湿热下痢，胎动不安。

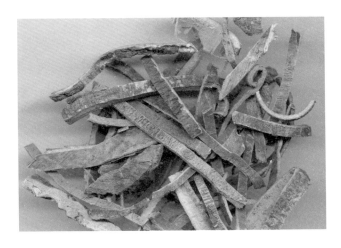

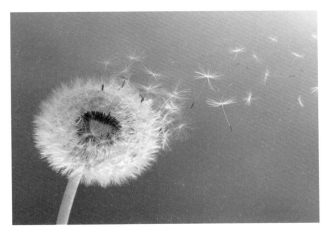

黄柏

别名：黄檗。

主要成分：含小檗碱、黄柏桐、黄柏内酯、白鲜内酯。

药理作用：

（1）抗菌：体外试验对葡萄球菌抑制作用最强，对痢疾杆菌、白喉杆菌、肺炎球菌、脑膜炎球菌和链球菌也有较强的杀菌作用。

（2）抗真菌：作用类似黄连，但效力较弱。

炮制：切丝。生用盐水炒，酒喷炒、炒炭。

性味：苦寒。

归经：入肾，膀胱经。

功能：泻肾火，清湿热，解疮毒。

主治：骨蒸劳热，盗汗，遗精，黄疸，尿闭，淋浊，带下，足膝肿痛，痈肿疮疡等症。

蒲公英

别名：蒲公草、食用蒲公英、尿床草、西洋蒲公英。

来源：为菊科植物，多种蒲公英干燥的带根全草。

主要成分：根含结晶性味质蒲公英苦素、蒲公英甾醇、天门冬素等。

药理作用：抗病原微生物作用。蒲公英注射液在试管内对金黄色葡萄球菌耐药菌株、溶血性链球菌有较强的杀菌作用，对肺炎双球菌、脑膜炎球菌、白喉杆菌、绿脓杆菌、变形杆菌、痢疾杆菌、伤寒杆菌等及卡他球菌亦有一定的杀菌作用。蒲公英提取液（1：400）在试管内能抑制结核菌。水浸剂对多种皮肤真菌有抑制作用。煎剂给大鼠口服，吸收良好，尿中能保持一定的抗菌作用。

炮制：切段生用。

性味：甘、苦、寒。

归经：入脾、胃、肾三经。

功能：清热解毒，消痈散结。

主治：乳痈，疔毒及一切痈肿疮毒。

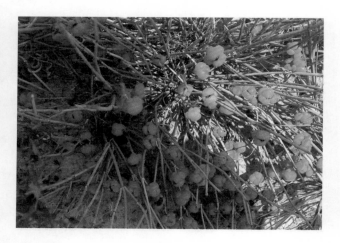
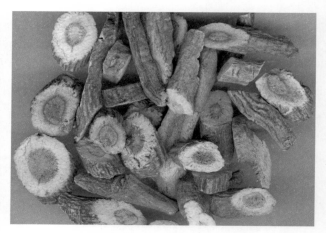

麻黄

来源：为麻黄科植物草麻黄、中麻黄或木贼麻黄的草质茎。

主要成分：含麻黄碱，其次为伪麻黄碱、麻黄次碱、挥发油等。

药理作用：解热、抗菌、抗病毒。抗菌主要针对金黄色葡萄球菌，甲、乙型溶血链球菌、流感嗜血杆菌、肺炎双球菌、炭疽杆菌、白喉杆菌、大肠杆菌、奈瑟双球菌。对流感病毒有效。

炮制：生用或蜜炙用。

性味；性辛微苦、温。

归经：入肺、膀胱经。

功能：发汗散表，宣肺平喘，利水消肿。

主治：外感风寒、风寒外束，肺气壅遏所致的喘咳证、水肿而兼表证。

板蓝根

来源：为十字花科两年生草本植物菘蓝的干燥根。

主要成分：含吲哚甙、针状结晶物（即板蓝根结晶甲、乙、丙、丁）、硫酸钾。

药理作用：

（1）抗菌。抗菌谱较广，对多种革兰氏阴性和阳性细菌菌有抗菌作用。

（2）抗病毒。对多种病毒性感染疗效良好。体外试验对流感病毒有抑制作用。

炮制：切片，生用。

性味：苦寒。

归经：入心、胃经。

功能：清热解毒，解心胃热毒。

主治：流感、热病发斑、扁桃体炎、腮腺炎、流脑、肠炎、菌痢，但主要用于大头瘟、颜面丹毒和腮腺炎。

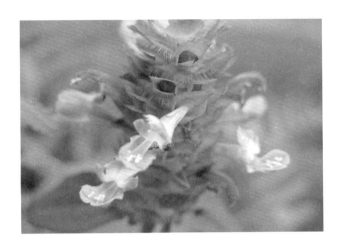

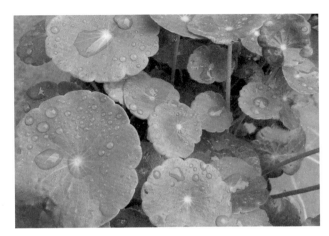

夏枯草

别名：夏枯头。

来源：为唇形科植物夏枯草的干燥花序。

主要成分：含水溶性无机盐，其中68%为氯化钾，又含夏枯草甙，水解后产生熊果酸。

药理作用：抗菌。体外实验对痢疾杆菌，绿脓杆菌、葡萄球菌、溶血性链球菌等有抑制作用。

炮制：生用。

性味：苦、辛、寒。

归经：入肝、胆经。

功能：清热散结。

主治：瘰疬，肝火目痛，高血压等症。

金钱草

别名：对坐草（江苏）、路边草（湖南）、神仙对坐草（浙江）、大金钱草（四川）。

来源：本品为报春花科珍珠菜属多年生草本植物过路黄的干燥全草。

主要成分：含挥发油、鞣质、黄酮类钾盐等。

药理作用：抗炎作用，金钱草50g/kg及其总黄酮及酚酸物3.75g/kg腹腔注射，对组胺引起的小鼠血管通透性增加有显著的抑制作用，对巴豆油所致的小鼠耳部炎症具有非常显著的抑制作用，对注射蛋清引起的大鼠踝关节肿胀和大鼠棉球肉芽肿均有显著的抑制作用。

炮制：咬咀、生用。

性味：性平、味淡。

归经：入肝、胆、膀胱经。

功能：清热消炎、利尿通淋、排结石。

主治：肾结石、输尿管结石、膀胱结石（沙石淋）、肝胆结石。外敷治恶疮。